TRAITÉ

DES MALADIES DES YEUX.

TOME PREMIER.

DE L'IMPRIMERIE DE FIRMIN DIDOT,

IMPRIMEUR DU ROI ET DE L'INSTITUT, RUE JACOB, N° 24.

TRAITÉ

DES MALADIES DES YEUX;

Par Antoine SCARPA,

PROFESSEUR ÉMÉRITE ET DIRECTEUR DE LA FACULTÉ DE MÉDECINE DE
PAVIE, CHEVALIER DE L'ORDRE ROYAL DE LA COURONNE DE FER;

Traduit de l'italien sur la cinquième et dernière édition,
et augmenté de notes;

Par J.-B. BOUSQUET et N. BELLANGER.

TOME PREMIER.

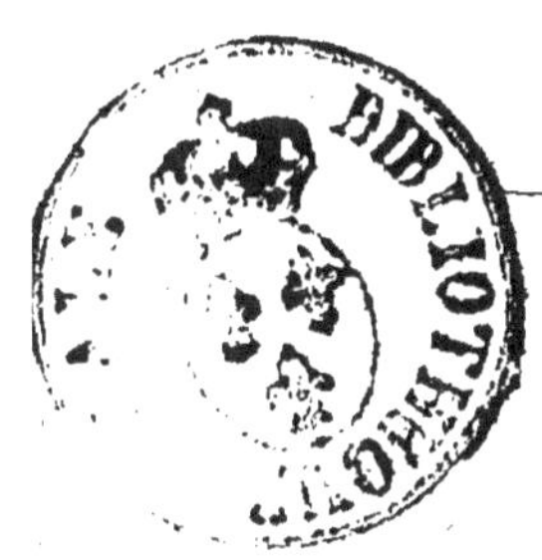

A PARIS,

CHEZ GABON, LIBRAIRE,

RUE DE L'ÉCOLE DE MÉDECINE.

A MONTPELLIER,

CHEZ GABON ET COMPAGNIE.

1821.

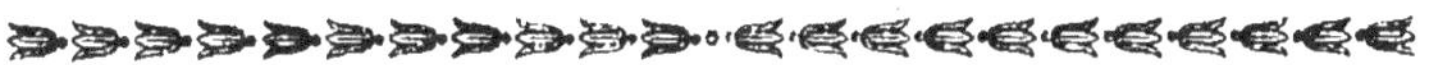

AVERTISSEMENT

DES TRADUCTEURS.

Dès sa publication, le Traité des Maladies des Yeux de M. Scarpa fut considéré comme un ouvrage classique, et traduit en plusieurs langues. M. Léveillé eut le premier l'heureuse idée de le faire passer dans la nôtre, et l'avantage d'exécuter son projet sous les yeux de l'auteur. Malgré les préventions qu'on a généralement contre les traductions, celle du médecin français obtint en peu de temps les honneurs d'une seconde impression. Depuis cette époque, M. Scarpa a publié trois nouvelles éditions de son ouvrage dans lesquelles on trouve plusieurs chapitres entièrement neufs (1). Nous croyons donc faire une chose utile en offrant au public une nouvelle traduction du même ouvrage d'après la dernière édition.

Nous avons accompagné le texte de quelques notes. Quoique M. Scarpa ait laissé peu de chose à dire sur les sujets qu'il a traités, nous convenons qu'il nous eût été facile de multiplier nos remarques. Il nous aurait suffi de mettre les travaux des médecins allemands en parallèle avec ceux du professeur italien. La manière dont ils envisagent l'ophthalmie nous aurait fourni le sujet d'un long article; mais ils ont tellement multiplié les espèces de cette maladie, leurs divisions sont en général si minutieuses, et leur doctrine tellement éloignée de la nôtre, que nous avons craint de nous engager dans une discussion

____

(1) *Voyez* la préface de l'auteur.

dont nous ne sentons pas d'ailleurs l'utilité pratique.

Cependant nous n'avons pas gardé le même silence sur tous leurs travaux. Ainsi nous avons énuméré les signes auxquels ils prétendent reconnaître *a priori* les diverses espèces de cataractes; nous avons exposé leurs idées et celles des Anglais relativement à la pupille artificielle, et nous avons fait connaître les opinions particulières de quelques médecins français.

L'auteur a cru devoir ajouter plusieurs figures aux trois planches qui terminent les premières éditions de son ouvrage : non-seulement nous avons fait graver ces planches avec le plus grand soin, mais nous en avons ajouté une quatrième où sont représentés les instruments nécessaires pour pratiquer l'opération de la pupille artificielle, et celle de la cataracte par extraction, dont nous

avons discuté longuement les avantages et
les inconvénients pour suppléer au silence
de l'auteur, qui, comme on sait, a adopté
presque exclusivement dans sa pratique la
méthode par abaissement.

PRÉFACE

DE L'AUTEUR.

Depuis que je me livre à la pratique de la chirurgie, j'ai toujours eu pour habitude de comparer mes observations avec celles des grands maîtres de tous les siècles, et j'avoue que j'ai eu souvent la satisfaction de confirmer, par mon expérience personnelle, une foule de vérités et de préceptes répandus dans leurs ouvrages. Je n'ai trouvé leur exactitude en défaut que sur un assez grand nombre de points relatifs aux maladies des yeux; plus d'une fois, en effet, je me suis égaré dans le traitement de ces affections, sur la foi de leurs vaines promesses et de leurs théories spécieuses. Un reproche qu'on

peut adresser à la plupart des chirurgiens
modernes qui ont publié des traités généraux sur la chirurgie, ou des traités particuliers sur les maladies des yeux, c'est de
nous avoir transmis, sans choix et sans
critique, une foule de médicaments et de
formules, de méthodes et de procédés opératoires dont ils eussent mieux fait de déterminer, par l'observation et l'expérience,
la valeur réelle ou les inconvénients. On
pouvait espérer d'utiles et de nombreux
perfectionnements de la part des oculistes
de profession ; mais, trop peu versés dans
les autres parties de l'art, ils ne nous ont
donné que des théories souvent en contra-
diction avec les notions exactes de l'anatomie, ou ne nous ont transmis que des
guérisons extraordinaires, qui tiennent pour
ainsi dire du prodige. Aujourd'hui même ne
voit-on pas encore des chirurgiens, d'ailleurs
fort éclairés, mais tourmentés du desir de
se faire une réputation d'oculiste, donner

dans le merveilleux, et insérer dans leurs écrits des traits qui dénotent plutôt le charlatan que le chirurgien prudent et sage? Quoi de plus contraire au bien de l'humanité, aux progrès de l'art et à l'honneur de celui qui l'exerce? Car les promesses inconsidérées séduisent aisément les jeunes praticiens qui, mal instruits des difficultés de l'art, confondent la hardiesse avec la témérité, et tombent dans des erreurs aussi nuisibles à leur réputation qu'à la santé de leurs malades.

Si je me suis déterminé à publier le fruit de ma pratique et de mon expérience sur l'ophthalmologie, c'est pour élaguer de cette branche intéressante de l'art tout ce qu'il y a de faux ou d'exagéré, et pour faire connaître aux jeunes chirurgiens les médicaments les plus utiles et les opérations les plus simples et les plus rationnelles qu'on puisse appliquer avec avantage au traitement des principales maladies des yeux. Dépourvu

de toute prévention, placé dans des circonstances favorables pour essayer les remèdes
les plus accrédités et les méthodes opératoires proposées contre les maladies qui font
le sujet de cet ouvrage, je crois pouvoir
prononcer définitivement sur cette matière,
et signaler, parmi tant de moyens curatifs
également recommandés, ceux qui sont réellement avantageux, et ceux qui sont insuffisants ou nuisibles.

Pour faciliter l'intelligence des procédés
opératoires, j'ai cru devoir ajouter quelques
observations de détail à la plupart des chapitres qui composent ce traité. J'aurais pu
citer beaucoup plus de faits, mais je me
suis borné à ceux qui ont été recueillis
en présence d'un grand nombre d'élèves,
et consignés dans les registres de l'hôpital.
Dans l'art de guérir, les préceptes sans
exemples sont le plus ordinairement obscurs, et les exemples sans préceptes ne
fixent pas assez l'attention des étudiants. Je

suis convaincu que ma méthode curative sera facilement comprise, et j'ose assurer à ceux qui voudront employer les remèdes et pratiquer les opérations que j'indique, qu'ils obtiendront, sinon toujours, du moins le plus souvent, les succès que je promets dans mon ouvrage.

Cette édition renferme des additions importantes presque à tous les chapitres ; j'y ai consigné plusieurs faits d'anatomie pathologique, récemment publiés par des hommes dignes de foi et versés dans toutes les branches de la chirurgie. Plusieurs articles, qui avaient été omis ou incomplètement traités dans les éditions précédentes, se trouvent dans celle-ci : tels sont ceux qui traitent de la *pupille artificielle*, du *fongus hématode*, du *cancer de l'œil*, des *tumeurs cystiques qui naissent dans le fond de l'orbite*, etc. Les planches renferment aussi quelques figures nouvelles : les unes complètent le tableau d'une des maladies les plus formidables du globe de l'œil; les autres sont destinées à faciliter l'intelligence de tous les détails relatifs à l'opération de la fistule lacrymale et de la pupille artificielle.

TRAITÉ

DES MALADIES DES YEUX.

CHAPITRE PREMIER.

Du Flux palpébral puriforme, et de la Fistule lacrymale.

C'est à tort que la plupart des chirurgiens disent qu'il y a fistule lacrymale lorsqu'en comprimant l'espace qui se trouve entre le nez et le grand angle de l'œil, on fait refluer par les points lacrymaux un mélange de larmes et de matière purulente jaunâtre. Néanmoins si cette dénomination n'était qu'une simple inexactitude de langage, qui n'eût d'influence ni sur le diagnostic, ni sur le traitement de l'affection à laquelle on l'applique, je ne m'arrêterais pas à relever son inconvenance ; mais elle renferme une erreur de fait qui peut égarer le jugement des jeunes praticiens, et leur donner une fausse idée de la maladie qu'elle désigne, et de plusieurs autres affections des voies lacrymales. Pour prévenir cet inconvénient, je donnerai le nom de *flux palpébral puriforme* à cet état morbide de l'appareil lacrymal dans lequel la compression du sac d'ailleurs intact fait refluer par les points lacrymaux une matière visqueuse et jaunâtre, qui, sans être un pus véritable, a cependant avec ce fluide la plus grande analogie (1). En second lieu, j'appelle *fistule lacry-male* cette affection dans laquelle il y a non-seulement distension, mais encore ulcération du sac lacrymal avec des végétations fongueuses

---

(1) La maladie que M. Scarpa nomme ici *flux palpébral pu-riforme*, n'est autre chose que la tumeur lacrymale des auteurs; la définition qu'il propose est fondée sur l'origine qu'il assigne à cette affection; il croit, en effet, que la tumeur lacrymale dépend presque toujours d'une lésion particulière de la conjonctive palpébrale et des follicules de Meïbomius. Nous pensons, au contraire, qu'elle n'a pas de cause plus fréquente que l'obstruction, ou le rétrécissement du canal nasal. M. Scarpa présente à l'appui de son opinion, plusieurs observations qui, selon nous, prouvent bien la réalité, mais non la constance du fait sur lequel repose sa théorie; nous en dirons autant des observations intéressantes que MM. Larrey, Nicod et Ducasse ont consignées dans la *Revue médicale*. Il nous serait facile d'invoquer en faveur de notre opinion l'autorité des noms les plus célèbres : J. L. Petit, Louis, Sabatier, Pott, Ware et la plupart des praticiens de nos jours placent dans le canal nasal la cause ordinaire de la tumeur lacrymale.   (*Note des Traducteurs.*)

dans son intérieur, et quelquefois carie de l'os unguis.

La plus grande partie de l'humeur puriforme qui reflue avec les larmes, ne se forme pas dans le sac lacrymal lui-même, comme le croient ceux qui n'ont sur la maladie dont il s'agit que des notions incomplètes; elle provient de la face interne des paupières, d'où elle passe à travers les conduits lacrymaux dans le sac lacrymal qui la renvoie par ces mêmes conduits toutes les fois qu'il est comprimé. Cette humeur est sécrétée par la conjonctive palpébrale, et sur-tout par la portion de cette membrane qui tapisse la face interne de la paupière inférieure. Elle vient plus particulièrement encore des glandes de Meïbomius, et indique par son acreté l'état morbide de ces follicules. Cette affection reconnaît le plus souvent pour cause la diathèse rhumatismale, le vice schrophuleux, une métastase varioleuse, la répercussion des éruptions dartreuses, sur-tout de celles du visage, l'application d'un irritant quelconque sur les paupières, l'action contagieuse d'un miasme, tels que ceux qui produisent l'ophthalmie purulente des enfants, et l'ophthalmie vénérienne des adultes, etc. Plus ou moins altérée dans sa structure et dans ses fonctions, la conjonctive palpébrale verse abondamment cette mucosité limpide, qui, jointe à la matière sébacée que secrètent les follicules de

Meïbomius, forme la plus grande partie de l'humeur visqueuse qui recouvre l'œil et les paupières (1).

Pour se convaincre de cette vérité, il suffit de renverser les paupières affectées, l'inférieure surtout, et de les comparer avec celles du côté sain, on trouve constamment la conjonctive palpébrale plus rouge que dans l'état naturel ; elle est comme veloutée tout le long du tarse ; le bord libre des paupières est parsemé d'une foule de vaisseanx variqueux ; les follicules de Meïbomius sont plus saillans , plus gorgés que dans l'état naturel, et paraissent souvent ulcérés, quand on les examine à l'aide d'une lentille. La membrane interne des paupières du côté sain est au contraire d'un rouge pâle; sa surface est unie; le bord libre des paupières n'est pas gonflé; on n'y voit point de vaisseaux variqueux, et les glandes de Meïbomius ne sont pas plus apparentes que dans l'état naturel.

La membrane interne des paupières qui revêt cet aspect velouté dont nous venons de parler, sécrète abondamment un fluide semblable à une lymphe visqueuse qui, se mêlant à la matière versée par les follicules de Meïbomius,

____

(1) Rodolfo Vehrens appelle cette maladie *épiphora sebacca*. Voyez les *Additions aux Études médicales* de Boërhave , par Haller.

constitue cette humeur puriforme qui descend continuellement dans le sac lacrymal par les conduits lacrymaux, le remplit et le soulève sous la forme d'une tumeur.

En effet, videz le sac lacrymal, lavez l'œil et la conjonctive palpébrale, de manière à faire disparaître jusqu'aux moindres traces de l'humeur glutineuse qui les recouvre; une demi-heure après, renversez les paupières, vous trouverez sur leur face interne, et surtout sur celle de la paupière inférieure, une nouvelle couche de mucosités et de matière sébacée jaunâtre : or très-sûrement cette matière ne vient pas du sac lacrymal, mais bien de la conjonctive et des follicules de Meïbomius. Que la membrane interne des paupières, devenue rouge, veloutée fongueuse puisse changer son action naturelle, et sécréter une abondante mucosité, c'est ce que prouve cette espèce de flux puriforme, produit de la virulence de la matière gonorrhoïque, que le malade transporte quelquefois sur ses yeux, en les frottant imprudemment avec ses doigts couverts de pus. On voit bientôt dans ce cas se développer une inflammation qui attaque à-la-fois l'œil et les paupières; la membrane interne de celles-ci se tuméfie, devient rougeâtre, veloutée, et fournit abondamment une matière visqueuse, jaunâtre, semblable à celle qui coule de l'urètre dans la blennorrhagie. L'humeur mu-

queuse, provenant de la membrane interne des
paupières et des follicules de meïbomius, qui
constitue, dans les cas ordinaires, le flux palpébral puriforme, n'est pas versée en aussi
grande abondance que dans l'ophthalmie gonorrhoïque; cette sécrétion morbide n'est pas non
plus toujours précédée d'une inflammation aiguë
de la conjonctive; mais le plus souvent elle se
forme à la suite d'une ophthalmie chronique. La
matière puriforme, qui coule lentement, produit
un larmoiement incommode, parce qu'une partie se répand sur l'œil, tandis que le reste absorbé par les points lacrymaux, descend et s'accumule dans le sac lacrymal, d'où il revient par
les conduits lacrymaux, quand on comprime ce
réservoir (1).

Une nouvelle preuve que, dans ce cas, le sac
lacrymal ne fait que recevoir les larmes et l'humeur puriforme que lui transmettent les paupières
malades, c'est que, si cette sécrétion morbide diminue et se supprime accidentellement, ou par
l'effet de quelques applications répercussives; on

----

(1) Il est clair que, dans ce cas, le canal nasal n'est pas
libre; autrement les larmes comprimées dans le sac passe-
raient plus facilement dans la narine que dans les conduits
lacrymaux. Nous verrons que M. Scarpa lui-même ne peut se
refuser d'admettre que la membrane interne du canal nasal est
ordinairement engorgée dans ce cas; mais il regarde cet engorgement comme un effet consécutif. (*Note des Traducteurs.*)

ne voit plus, ou l'on ne voit que très-peu de cette humeur visqueuse se ramasser dans le sac lacrymal, et refluer par les points lacrymaux. La maladie fût-elle parvenue à sa dernière période, si les paupières deviennent le siège d'une ophthalmie intense, ou participent à un érysipèle de la face, dont l'effet, comme celui de toutes les inflammations aiguës, est de supprimer toutes les sécrétions dans les parties qui en sont atteintes, à l'instant cesse l'accumulation des larmes dans le sac lacrymal; mais elle reparaît aussitôt que l'inflammation diminue, et que la sécrétion morbide des paupières et des glandes de Meïbomius recommence. Je me suis assuré plusieurs fois que les mêmes phénomènes se répètent alternativement après une inflammation artificiellement excitée dans la conjonctive par l'application d'une substance fortement irritante. J'ai de même observé que l'on guérit constamment et sans retour le flux palpébral puriforme dans son principe, c'est-à-dire avant que le sac lacrymal ait éprouvé aucune lésion dans sa structure, en corrigeant la sécrétion vicieuse des paupières et des follicules de Meïbomius, et en détergeant les voies lacrymales à l'aide d'injections d'eau simple, poussées par les points lacrymaux.

Que si malgré toutes ces considérations,

quelqu'un persiste à croire que la source de cette humeur puriforme , se trouve dans le sac lacrymal plutôt que dans les paupières , je le prie de suspendre son jugement, et de considérer que la membrane interne du sac est semblable à celle qui tapisse les sinus frontaux et ethmoïdaux, mince, dépourvue de follicules sébacées, pouvant bien exhaler une mucosité ténue, mais incapable de sécréter cette matière onctueuse et gluante qui se mêle aux larmes en si grande proportion (1).

A la vérité, il peut se mêler à la matière puriforme qui passe dans le sac lacrymal, une petite quantité de cette mucosité ténue qui lubrifie sa membrane interne : mais cela suffit-il pour affirmer que c'est dans ce réservoir que se forme la plus grande partie de l'humeur qui le remplit? Si le sac lacrymal s'enflamme, suppure et s'ouvre au-dehors, sans doute on en voit sortir une matière trouble mêlée de larmes, mais cette matière est un véritable pus provenant d'une ulcération de la membrane interne du sac , et qui ne ressemble nullement à cette humeur onctueuse qui constitue le flux palpébral : celui-ci n'a que les apparences du pus.

____

(1) L'auteur n'eût sans doute pas fait cette objection, s'il avait vu, comme Bichat, la membrane enflammée d'un sinus maxillaire épaissie de plusieurs lignes. (Voyez l'*Anatomie générale*, deuxième partie, page 439.)

Puisque la cause de cette affection n'est pas dans le sac lacrymal, mais dans la membrane interne des paupières et dans les follicules de Meïbomius, il est clair que l'on a tort de confondre cette affection avec la fistule lacrymale. Que penser d'après cela de la conduite de ces hommes qui, pour supprimer le flux palpébral puriforme, cherchent à cicatriser, dans le sac lacrymal, un ulcère qui n'existe pas, ou croient rétablir le passage des larmes dans le nez, en dilatant le canal nasal, qu'ils supposent rétréci ou même obstrué? car on ne peut pas dire qu'il y aît dans cette circonstance rétrécissement du canal nasal, à moins qu'on n'entende par là qu'il est trop étroit pour donner un facile passage à la matière épaisse qui vient des paupières; ou s'il éprouve une faible coarctation, elle ne peut être que l'effet d'une légère phlogose de sa membrane interne, résultant du contact de cette matière ordinairement âcre. C'est seulement de cette manière que l'on peut concevoir le rétrécissement de ce canal, qui n'est jamais obturé, comme l'enseignent généralement les chirurgiens (1).

____

(1) Ce reproche est beaucoup trop général; la plupart des chirurgiens savent que les canaux tapissés par des membranes muqueuses, se rétrécissent souvent, mais ne s'oblitèrent presque jamais. On n'a qu'un très-petit nombre

Pour procéder avec ordre à l'examen de cette question, qui semble devenir d'autant plus obscure, qu'on la discute davantage, je diviserai le cours du flux palpébral puriforme en quatre périodes.

Première période. — La matière puriforme versée par les glandes de Meïbomius et la membrane interne des paupières, éprouve quelque retard dans le sac lacrymal, mais elle parvient dans le nez; aussi le malade n'éprouve-t-il qu'un simple larmoiement, sans distension notable du sac.

---

d'observations d'oblitération complète du canal nasal. Nous avons déja dit que nous ne partagions pas l'opinion de M. Scarpa sur l'étiologie de la tumeur lacrymale; c'est dans le canal nasal que nous plaçons, avec presque tous les praticiens, les causes les plus ordinaires de cette maladie. Elle peut dépendre 1° de l'engouement du canal nasal par des mucosités épaissies; 2° de la coarctation de ce canal produite par la phlogose et l'épaississement de sa membrane interne; 3° de son obstruction par un corps étranger : Sandifort et Callisen l'ont vu bouché par des calculs ; 4° de la compression qu'exercent sur lui des tumeurs voisines, une exostose, un polype, etc.; 5° de son oblitération et de sa transformation en une corde ligamenteuse ; mais ce dernier cas est infiniment rare; 6° quelquefois de l'abondance du flux palpébral puriforme, indépendamment de l'obstruction du canal nasal, ainsi que le veut M. Scarpa. Enfin, quelques auteurs ont aussi placé l'atonie du sac lacrymal au nombre des causes de cette affection; nous pensons qu'elle n'en est jamais que l'effet.   (*Note des Traducteurs.*)

Deuxième période. — La matière puriforme plus abondante et plus épaisse coule difficilement dans la narine, à cause de l'engorgement de la membrane interne du canal nasal; elle recouvre l'œil, détermine le larmoiement, s'accumule peu-à-peu dans le sac, le distend et le soulève sous la forme d'une petite tumeur dont la compression fait refluer, par les points lacrymaux, une matière jaunâtre mêlée de larmes.

Troisième période. —Elle est caractérisée par l'inflammation du sac lacrymal, occasionnée par l'abondance et l'acrimonie de l'humeur qui le remplit, et plus encore peut-être par l'extrême distension qu'il éprouve; il suppure et s'ouvre au dehors; alors on voit, entre le nez et l'angle interne de l'œil, une ouverture fistuleuse qui laisse passer les larmes mêlées d'une matière puriforme et d'un véritable pus. C'est à cette troisième période que convient spécialement le nom de fistule lacrymale, surtout si l'ulcère a longtemps été négligé ou mal traité.

Quatrième période. — C'est la précédente à laquelle il faut ajouter la carie de l'os unguis et quelquefois de l'ethmoïde.

La succession des diverses périodes du flux palpébral puriforme démontre clairement la différence qui existe entre cette affection et la fistule lacrymale, ainsi que la véritable origine de cette dernière maladie; et puisqu'il résulte des considérations précédentes que ce n'est ni dans le sac lacrymal, ni dans le canal nasal, que se trouve la cause primitive et principale de la fistule lacrymale, comme on l'a cru jusqu'à ce jour, mais dans la membrane interne des paupières et dans les glandes de Meibomius, n'est-il pas clair que toutes les méthodes curatives qui ne tendent qu'à cicatriser l'ulcération du sac, ou à vaincre l'obstruction du canal nasal, seront toujours sans efficacité, à moins qu'on ne leur associe des moyens capables de changer le mode vicieux de la sécrétion palpébrale, et de tarir ainsi la source principale de la maladie (1)?

Quant au traitement du flux palpébral puri-

---

(1) L'expérience démontre l'inexactitude de cette proposition; tous les ans un grand nombre des malades atteints de tumeurs et de fistules lacrymales, viennent réclamer les secours de l'art dans les hôpitaux de cette capitale; la plupart y trouvent une guérison complète, et cependant les chirurgiens de ces établissements se bornent le plus souvent à dilater le canal nasal. Nous répéterons que M. Scarpa s'est empressé de tirer des conclusions trop générales d'un petit nombre de faits; nul doute que le flux palpébral puriforme ne puisse être, dans quelques cas, la cause unique des tumeurs et des fistules lacrymales même les plus compliquées; mais il est également certain que ces maladies ont le plus ordinairement une autre origine, de sorte que la succession de quatre périodes indiquées par l'auteur, ne peut s'appliquer qu'au plus petit nombre de cas. 　　　　　　　　　(*Note des Traducteurs.*)

forme, si ce flux est récent, si le larmoiement ne fait que paraître, si l'humeur visqueuse pompée par les points lacrymaux ne distend pas le sac, bien qu'elle le traverse difficilement, il est inutile de recourir à l'opération. Il suffit de modérer, de supprimer la sécrétion des paupières et des follicules de Meibomius, et de laver assiduement les voies lacrymales dans toute leur étendue, afin de les débarasser de cette matière sébacée, granuleuse, qui les obstrue et qu'il faut faire couler dans la narine avec les larmes. On est sûr d'obtenir ce résultat à l'aide d'injections poussées par les points lacrymaux, pourvu qu'on les emploie à temps, c'est-à-dire, à la première apparition du larmoiement, et avant la distension et le gonflement du sac lacrymal. Je ne connais pas de remède plus propre à supprimer la sécrétion vicieuse des paupières que l'onguent ophthalmique de Janin (1), préparé d'abord avec une dose d'axonge plus forte que celle qu'indique la formule, ou bien adouci avec du beurre frais, afin que les yeux du ma-

---

(1) Prenez sain-doux, demi-once; oxide de zinc, bol d'arménie, de chaque deux drachmes; précipité blanc, une drachme. Après avoir lavé à trois différentes reprises le sain-doux dans l'eau de roses, on y mêlera exactement dans un mortier de verre, les drogues ci-dessus, qu'on aura eu soin de réduire en poudre subtile. (*Mémoire sur l'œil.*)

lade s'accoutument progressivement à l'irritation assez forte que produit ce médicament lorsqu'il jouit de toute son énergie; le chirurgien en prendra, matin et soir, une petite portion de la grosseur d'un grain de froment sur l'extrémité mousse d'une sonde et l'introduira entre les paupières vers l'angle externe de l'œil; il en couvrira le bord libre des paupières, puis les frictionnera légèrement en recommandant au malade de fermer l'œil, pour que l'onguent se répande sur toute leur surface interne; l'œil sera ensuite couvert d'un plumasseau fixé par une bande, et le malade aura soin de le maintenir ainsi clos et fermé pendant deux heures. Après ce temps, il le lavera avec de l'eau fraîche; dans le cours de la journée il versera trois ou quatre fois entre les paupières quelques gouttes d'un collyre préparé avec quatre onces d'eau de plantain, cinq grains de vitriol blanc (sulfate de zinc), et une demi-once de mucilage de semences de coing.

Outre l'affection des follicules de Meibomius et de la conjonctive palpébrale, on voit quelquefois dans le flux puriforme quelques ulcérations superficielles sur le bord libre des paupières : l'onguent de Janin les fait également disparaître. Si cependant elles résistaient à son emploi, on ferait usage de l'onguent citrin de la pharmacopée d'Edimbourg; pour s'en servir, on le chauffe jusqu'à ce qu'il soit liquefié; on en prend alors un peu sur le bout du doigt, ou bien sur un petit pinceau, et on en recouvre le bord libre des paupières, au moment où le malade est prêt à se coucher. Si ce moyen ne produit pas l'effet desiré, on aura recours, comme le faisait Saint-Ives, à la pierre infernale, que l'on promènera le long du bord libre des paupières; ensuite on lavera l'œil avec du lait récemment trait. Si le flux palpébral est compliqué de l'état variqueux des vaisseaux de la conjonctive, il sera bon de joindre à l'usage de l'onguent ophthalmique, celui de la teinture thébaïque, avec les précautions qui seront indiquées dans le chapitre de l'ophthalmie; ou l'on attendra pour en faire usage, que le flux palpébral ait disparu.

Pour entretenir la liberté des voies lacrymales et les débarrasser de la matière puriforme qui les obstrue, on injectera, soir et matin, par les points lacrymaux, et avant d'appliquer l'onguent ophthalmique, de l'eau tiède, simple, ou de l'eau de plantain, animée d'un peu d'alcool; et l'on répétera cette injection jusqu'à ce qu'on ait des indices certains que le liquide a pénétré dans la fosse nasale (1).

____

(1) Cette opération se pratique de la manière suivante : le malade est assis sur une chaise, en face d'une croisée bien éclairée; un aide fixe sa tête; l'opérateur placé devant lui, renverse la paupière inférieure avec l'index de la main gau-

Cette manière de traiter la maladie dont nous parlons, dans sa première période, était con-

----

che, s'il opère sur l'œil gauche et *vice versâ*, afin de mettre le point lacrymal en évidence; de la main droite, il prend une seringue dont il place le corps entre les doigts index et medius, tandis qu'il passe le pouce dans l'anneau qui termine la tige du piston ; il introduit perpendiculairement le syphon dans le point lacrymal inférieur; dès qu'il est entré dans le conduit de ce nom, il incline la seringue en dehors pour donner au syphon la direction de ce conduit, et chasse alors toute la colonne du liquide en pressant avec le pouce sur la tige du piston ; si le chirurgien n'est pas ambidextre, il injectera les voies lacrymales du côté droit en se plaçant derrière le malade; il tiendra la seringue avec sa main droite et renversera la paupière avec le pouce de la main gauche. Il est essentiel de n'enfoncer que très-peu le syphon de la seringue dans le conduit lacrymal, afin qu'il sorte sans le blesser, si la paupière échappe par un mouvement brusque et involontaire du malade : cette précaution est particulièrement recommandée par M. Demours. Si l'opérateur juge convenable de sonder les voies lacrymales, il relève la paupière supérieure gauche avec le pouce gauche et *vice versâ*, la porte un peu en dedans pour agrandir l'angle que forme le conduit lacrymal avec la direction du sac et du canal nasal; puis, prenant comme une plume à écrire nn stylet très-fin terminé par une extrémité olivaire mousse, il l'introduit de bas en haut dans le point lacrymal, et le pousse de haut en bas, et de dehors en dedans pour lui faire parcourir toute l'étendue du conduit lacrymal; arrivé dans le sac, il redresse l'instrument, l'enfonce doucement dans le canal nasal en le tournant entre ses doigts, et continue de le pousser sans violence jusqu'à ce

nue et appréciée de tous les chirurgiens du siècle passé : elle est aujourd'hui tombée en désuétude (1). Pour justifier cet abandon, on allè-

---

que le malade éprouve dans le nez un chatouillement douloureux, signe certain de la présence du stylet. On le retire ensuite, en répétant en sens contraire les mouvements qu'on a faits pour l'introduire.   (*Note des Traducteurs.*)

(1) Cette méthode curative n'est pas tout-à-fait abandonnée comme l'avance ici M. Scarpa. Beaucoup d'écrivains recommandent l'emploi du stylet d'Anel et les injections, dans le traitement du premier degré de la tumeur lacrymale : ce moyen réussit souvent lorsque le canal nasal est simplement obstrué par des matières susceptibles d'être entraînées par un léger filet d'eau; il réussit même quelquefois lorsque la maladie est beaucoup plus avancée (voyez J. L. Petit, *OEuvres posth.* C. Ware, *Nouvelles remarques sur l'épiphora;* Sabatier, *Med. opérat.;* Boyer, *Traité des malad. chirurg.;* voyez aussi lés *Réflexions de* Louis *sur l'opér. de la fistule lacrymale, Mémoires de l'académie de chirurgie*, et surtout l'ouvrage de M. Demours; cet habile oculiste a vu tant de tumeurs et de fistules lacrymales céder à l'emploi de ces moyens simples, qu'il lui arrive rarement d'avoir recours à une opération quelconque). Louis conseille l'usage des fumigations résolutives balsamiques, dans le traitement du premier degré de la tumeur lacrymale; il dit les avoir employées avec succès; elles ont également réussi à M. le professeur Boyer. M. Demours recommande les fumigations émollientes : Il fait bouillir de la fleur de guimauve dans de l'eau ou mieux dans du lait, recouvre la cafetière d'un entonnoir, et enveloppe le tuyau de cet entonnoir d'un morceau de papier roulé dont il introduit une extrémité dans la narine. Le malade

gue son peu d'efficacité dans le traitement de la
fistule lacrymale, tandis qu'on ne devrait blâmer
que les hommes qui en font une application
intempestive. Sans doute dans la seconde période du flux palpébral, et à plus forte raison
dans les périodes suivantes, lorsque la matière
puriforme, plus abondante et plus dense, obstrue le canal nasal, lorsque le sac lacrymal dilaté a perdu son ressort; il est probable que le
petit filet d'eau lancé par le point lacrymal ne
pourra surmonter toutes ces résistances; mais il
n'en est pas ainsi dans le principe : alors la matière puriforme a encore une certaine fluidité,
le sac lacrymal n'a éprouvé aucune distension, enfin les larmes et l'humeur puriforme
trouvent encore un libre passage dans le nez.
Aussi, je puis assurer que, si l'on insiste sur
les injections, à la première apparition de l'épiphora et de la sécrétion puriforme, on parvient
de suite, ou en peu de jours, à faire passer le
liquide dans la fosse nasale; et si la même méthode n'a pas un égal succès dans les autres périodes de cette maladie, ce n'est pas l'art qu'il

---

continue cette fumigation pendant cinq ou six minutes et tire
ensuite par la narine du même côté un mélange de parties
égales de bouillon sans sel à moitié fait et de suc de bette.

(*Note des Traducteurs.*)

faut en accuser, mais l'artiste qui n'a pas su faire une juste application d'un moyen salutaire. Les phénomènes qu'on observe dans le cours du traitement de la première période du flux palpébral puriforme, sont les suivants : dans les premiers jours, la sécrétion de l'humeur visqueuse augmente, à moins que l'action de l'onguent ophthalmique ne dépasse certaines limites et n'enflamme les paupières (1); le bord libre de celles-ci, et sur-tout celui de l'inférieure, recouvre peu-à-peu sa molesse et sa flexibilité; les glandes de Meïbomius s'affaissent insensiblement; la surface interne des paupières qui était veloutée, rougeâtre et comme fongueuse, reprend graduellement sa couleur et son poli naturel. En même temps que cet heureux changement s'opère dans l'état des paupières, le flux palpébral diminue, devient plus coulant et finit par disparaître entièrement. Si l'on comprime le sac à différents intervalles, on ne voit plus refluer par les points lacrymaux que des larmes un peu troubles; enfin les paupières recouvrent leur mode d'exhalation naturel, le sac lacrymal ne reçoit que des larmes limpides, l'action du

____

(1) Pour que ce remède réussisse ; il faut qu'il produise un certain degré de chaleur et d'irritation, et qu'il détermine une légère rougeur des paupières pendant tout le temps qu'il reste appliqué.

canal nasal se rétablit et le larmoiement cesse.

Tous ces changements s'opèrent dans l'espace de six semaines au plus, à moins que la mauvaise constitution du malade n'oppose des résistances opiniâtres à la médecine la plus rationnelle; dans ce cas le flux palpébral reparaît à la fin du traitement: c'est ce qu'on voit trop souvent chez les scrophuleux sur-tout aux approches du printemps et de l'automne, et chez les individus dont les voies lacrymales sont devenues le terme d'une métastase variolique, rhumatismale, ou herpetique.

Lorsque la maladie est entretenue par un vice interne, contre lequel l'art ne possède pas de remède spécifique, la guérison se fait plus long-temps attendre : on l'obtient néanmoins en insistant sur l'emploi des topiques mentionnés, et sur les injections d'eau tiède par les points lacrymaux; il faut, en outre, appliquer un séton à la nuque et donner à l'intérieur des substances capables, sinon d'anéantir, au moins d'affaiblir la diethèse dominante; mais nous reviendrons sur ce cas au chapitre de l'ophthalmie.

D'après ces principes relatifs au traitement de la première période du flux palpébral puriforme, on peut apprécier à sa juste valeur ce que dit Fabrice de Hilden (Observ. 19 cent. 4.) d'une dame de trente ans, qui fut guérie en quatre mois d'une fistule lacrymale, dont elle était affectée depuis deux ans, par le moyen d'un séton appliqué à la nuque, et par de fréquentes lotions faites avec un collyre approprié. Selon toutes les apparences, cette prétendue fistule lacrymale n'était autre chose qu'un flux palpébral puriforme qui, malgré son ancienneté, n'en était encore heureusement qu'à sa première période; la fluxion produite par le séton, et l'action du collyre astringent suffirent pour réprimer la sécrétion vicieuse des paupières et faire disparaître le flux puriforme et le larmoiement. Tous les écrivains anciens et modernes qui ont traité des maladies des yeux nous ont transmis un grand nombre de cas semblables qu'ils appellent improprement des fistules lacrymales (1).

J'ai de fortes raisons pour penser qu'on verrait très-peu de fistules lacrymales si l'on employait les moyens généraux et locaux, dont nous avons parlé, et sur-tout les injections d'eau tiède, à la première apparition de l'affection des paupières et du larmoiement, avant que l'humeur palpébrale devienne épaisse et visqueuse; mais comme dans la première période de cette affection, le malade n'éprouve presque pas de

______

(1) J'ai vu très-souvent, dit Pott, des fistules lacrymales commençantes guérir à l'aide d'un bon régime et du collyre vitriolique.

douleur, comme il n'y a point de tumeur entre le nez et l'angle interne de l'œil, et que tout
se réduit au collement des paupières et à un
simple larmoiement (que le malade rend plus
supportable s'il a la précaution de comprimer
de temps en temps le sac lacrymal et de se laver
l'œil à plusieurs reprises), il arrive non-seulement
que les pauvres, mais encore les personnes aisées
négligent cette maladie pendant tout le cours de sa
première période, et ne réclament les secours de
l'art que quand elle est parvenue à la deuxième,
c'est-à-dire, quand il y a distension du sac lacrymal, larmoiement incommode, flux puriforme
abondant, et embarras complet du canal nasal. Mais alors les moyens dont nous avons parlé,
propres seulement à réprimer la sécrétion vicieuse des paupières, ne suffisent plus; il faut
leur en associer d'autres plus efficaces et capables
de débarrasser le canal de la matière épaisse qui
l'obstrue, et de faciliter le passage des larmes dans
le sac lacrymal et la fosse nasale (1).

Ce n'est pas que dans cette seconde période,
lorsque l'humeur puriforme retardée dans le sac

---

(1) Beaucoup d'observations rapportées par M. Demours
et par d'autres auteurs prouvent qu'il ne faut pas déses-
pérer de la guérison de la tumeur lacrymale parvenue à ce
degré, par l'emploi des injections et des moyens les plus
simples.   (*Note des Traducteurs.*)

lacrymal est parvenue graduellement à le distendre, la première indication à remplir ne soit de
corriger le mode vicieux de la sécrétion palpébrale et de rétablir la route des larmes ; mais
les moyens qui viennent d'être indiqués, ne
suffisent plus pour obtenir ce résultat. Ce cas
réclame d'autant plus d'attention que la distension du sac lacrymal dispose ses membranes
et les téguments eux-mêmes à l'inflammation, et
que le sac débilité reste dans un état de dilatation habituelle, même après la disparition du
flux palpébral puriforme; les larmes s'y accumulent, le distendent quelquefois énormément,
et le larmoiement devient continuel.

Il est évident qu'il ne suffit pas que le canal
nasal soit libre, pour que le larmoiement disparaisse ; il faut encore qu'il y ait une certaine proportion entre le calibre de ce canal et la capacité du sac lacrymal; car si cette dernière depasse certaines limites, les larmes versées par les
points lacrymaux , perdant une grande partie
de leur vitesse, comme cela arrive à tous les
fluides qui passent d'un canal étroit dans un
large récipient , s'accumuleront dans le sac et
regorgeront sur l'œil par les points lacrymaux.
Pour prévenir l'accumulation de la matière
puriforme et des larmes dans le sac lacrymal
et par suite la dilatation de ce dernier, indi

cation dont tous les chirurgiens n'ont pas suffisamment apprécié l'importance, les uns ont
proposé des lotions astringentes, composées
d'une forte solution d'alun dans la décoction
d'écorce de chêne; les autres ont imaginé de
comprimer pendant long-temps le sac lacrymal à l'aide d'une machine en forme de tour-
niquet. Ces deux méthodes sont insuffisantes:
ni l'une, ni l'autre n'attaque, la source du
mal; elles ne peuvent rien contre la matière
visqueuse qui obstrue le canal nasal. Il est de
toute nécessité d'inciser le sac lacrymal, ou de
l'ouvrir par une simple ponction, pour introduire une sonde dans le canal nasal, ouvrir un
passage à la matière puriforme, détruire la cause
qui force les larmes à s'accumuler dans le sac
lacrymal, et permettre à celui-ci de recouvrer
ses dimensions et son élasticité naturelle. Au
reste, cette opération ne dispense pas de recourir
aux moyens que nous avons conseillés dans la
première période du flux palpébral puriforme.
Pour la pratiquer le chirurgien fait asseoir son
malade et lui recommande de fermer les paupières,
puis pressant doucement l'inférieure avec les doigts
indicateur et medius d'une main, il porte la pointe
d'un bistouri droit, tranchant sur ses deux côtés,
au-dessous de cette ligne blanchâtre que l'on
aperçoit dans le point correspondant au tendon

du muscle palpébral(1); il l'enfonce hardiment
en avant et pénétre dans l'intérieur du sac lacrymal; la petite plaie doit avoir une ligne et demie
ou deux lignes de longueur et suivre de haut en
bas la direction du pli de la paupière infé--
rieure, qui correspond à celle du sillon osseux
où le sac est situé (2). Si le chirurgien est ambidextre, il tiendra son instrument de la main
droite pour ouvrir le sac lacrymal gauche, et
vice versa, ayant soin de le diriger perpendiculairement, afin que sa pointe ne glisse pas entre
les parois du sac et les téguments, ou entre le
bord de l'orbite et le globe de l'œil.

Les jeunes chirurgiens ne devront dans aucun
cas s'écarter du précepte que je viens d'établir,
et qui consiste à ouvrir le sac lacrymal dans le
point correspondant à la ligne blanche qu'on
voit sous les téguments qui séparent le nez
de l'angle interne de l'œil ; car dans les grandes dilatations du sac lacrymal, compliquées
d'ulcération et toujours accompagnées du gonflement des parties voisines, on est si peu sûr
d'entrer avec précision dans le sac et de l'inciser
exactement suivant sa direction, que les ana-
tomistes même les plus exercés peuvent, s'ils
perdent de vue le précepte indiqué, s'écarter

(1) Planche 1, C.
(2) Planche 1 : C*b*.

de la véritable route, ou ne faire qu'une ouverture insuffisante. Le sac lacrymal, quelle que soit sa distension, conserve toujours les mêmes rapports avec le tendon du muscle orbiculaire à la partie postérieure duquel il est étroitement uni. Quand on est parvenu dans sa partie supérieure il est toujours facile de l'inciser dans toute son étendue, si on le juge convenable; il suffit pour cela de suivre la concavité de l'arc inférieur de l'orbite, au défaut du repli naturel de la paupière inférieure que le gonflement du sac efface quelquefois (1). Après avoir fait une petite incision d'une ligne et demie ou deux lignes, on

---

(1) L'auteur ne nous paraît pas avoir tiré tout le parti possible des connaissances anatomiques; le sac lacrymal, situé dans une gouttière formée par les os unguis et maxillaire supérieur, correspond en avant à la paupière inférieure et au tendon du muscle palpébral, au-dessus duquel il s'élève en formant un petit cul-de-sac; on plonge facilement un bistouri dans son intérieur, si l'on a la précaution 1° de reconnaître avec le doigt, ou mieux avec une sonde mousse, la saillie osseuse qui forme le bord antérieur de la gouttière lacrymale; 2° de placer la pointe du bistouri derrière cette saillie, et au-dessous du tendon du muscle palpébral; 3° d'enfoncer cet instrument suivant la direction du canal nasal, qui est celle d'une ligne oblique de haut en bas, d'avant en arrière, et un peu de dehors en dedans; il est important de pénétrer à une demi-ligne en dehors de l'attache du tendon du muscle palpébral, pour ne pas tomber contre le plan incliné que forme l'os unguis.

(Note des Traducteurs.)

introduit dans le sac lacrymal une sonde ordinaire dont on dirige la poińte en bas et un peu
en arrière pour lui faire franchir l'origine du
canal nasal, et la conduire doucement à travers
ce canal jusque dans la narine ; si l'on trouve
un rétrécissement considérable, résultat de la phlogose et de l'engorgement de la tunique interne
du canal nasal, on retire la sonde pour en introduire une autre un peu plus grosse qu'on remplace ensuite par un stilet d'argent(1), dont une
extrémité semblable à celle d'un clou présente
une tête qui s'applique à l'extérieur sur le sac
lacrymal. L'opération est terminée.

Le traitement consécutif aura pour but de
supprimer la sécrétion morbide des paupières
à l'aide des médicaments internes et externes propres à combattre le vice dominant ;
on doit retirer le stilet d'abord tous les jours,
puis tous les deux jours pour le nettoyer et
pour injecter de l'eau dans le sac lacrymal et
le canal nasal; ces moyens très-simples réussissent parfaitement bien dans cette seconde
période du flux palpébral; en insistant sans relâche sur leur emploi, on voit la matière puriforme perdre de sa consistance, et couler avec
les larmes le long du stilet qui leur sert de conducteur; elle se suprime enfin complètement,

----

(1) Pl. 3, fig. 14.

la liberté des voies lacrymales se rétablit et le larmoiement disparaît.

Ce fut peu de temps après la publication de cet ouvrage, que je remarquai que les malades auxquels je faisais porter pendant long-temps une grosse bougie de plomb (pl. 3 fig. 10), n'éprouvaient que peu ou point de larmoiement ; je ne pouvais vraiment me rendre raison de ce phénomène que je n'avais pas observé jusqu'alors, car ma bougie avait un volume tel qu'elle remplissait et distendait même le canal nasal ; la répétition de ce fait finit par me convaincre que les larmes coulaient entre la bougie et le paroi du canal nasal ; les observations de Ware (1), sur le même sujet, me tombèrent alors fort à propos sous la main et ne me laissèrent plus aucun doute sur la véritable explication du phénomène dont il s'agit, ni sur l'avantage de la méthode curative que j'ai proposée contre la seconde période du flux palpébral puriforme, méthode qui me paraît mériter, autant par sa simplicité, que par le peu de gène qu'elle cause aux malades, la préférence sur tous les moyens employés jusqu'à ce jour contre la maladie vulgairement appelée fistule lacrymale (2).

---

(1) *Chirurg. observ. relative*, *to the eye*, vol. II.

(2) L'opération que vient de décrire l'auteur est à-peuprès celle que pratiquent aujourd'hui, d'après les conseils de

Le succès du traitement de cette maladie dépend en grande partie de la bonne situation du
stylet *conducteur* des larmes ; c'est pourquoi

Ware, la plupart des chirurgiens anglais ; elle diffère aussi
très-peu du procédé de M. Demours. Quelle que soit
sa simplicité, nous avouerons qu'elle nous paraît moins rationnelle que la méthode de J.-L. Petit modifiée par Desault.
On sait que cette dernière consiste à dilater le canal nasal
à l'aide d'une mèche dont on augmente successivement le
volume : or, cette indication est capitale ; car si l'on se contente de déboucher le canal nasal, sans porter sa dilatation
beaucoup au-delà de ses dimensions naturelles, on n'obtien-
dra qu'une guérison temporaire ; il est facile de dilater graduellement le canal avec des mèches, composées de brins de
charpie, dont on augmente de jour en jour le nombre ; la présence de ces mèches est d'ailleurs beaucoup moins irritante que
celle des tiges métalliques. Mais, dira-t-on, cette dilatation mécanique du canal nasal n'est qu'un moyen empirique
qui ne peut avoir d'effets durables, puisqu'il ne détruit pas la
cause du rétrécissement. Cette objection est fondée ; l'expérience prouve qu'il n'est pas rare de voir le canal nasal se
rétrécir de nouveau, quelle que soit la dilatation qu'on lui
ait fait éprouver ; l'art offre donc une imperfection réelle
dans le traitement de la tumeur lacrymale ; toutefois, en
attendant que l'observation nous fasse connaître quelque
méthode plus rationnelle, nous pensons que les praticiens
n'auront pas lieu de se repentir d'adopter celle dont nous
soutenons la préférence ; nous pouvons citer en faveur de
notre opinion l'autorité de deux noms célèbres, ceux de
MM. les professeurs Boyer et Roux qui se félicitent tous les
jours d'être restés fidèles à la méthode de Desault.

Les instruments nécessaires pour exécuter cette opération,

le chirurgien devra s'attacher spécialement à
cette partie de l'opération; il aura soin de le
pousser dans la narine le long du canal nasal

---

sont: 1° un bistouri à lame forte et étroite; 2° une canule
d'or ou d'argent, longue de deux pouces, un peu conique,
légèrement courbée, taillée en biseau comme une plume à
écrire à son extrémité la plus mince et du côté de sa concavité, portant du même côté, à l'autre extrémité, un petit
anneau dirigé suivant sa longueur; 3° un stilet conique,
mousse à ses extrémités, qui puisse facilement glisser dans la
canule, sans néanmoins la traverser; 4° un ressort de
montre, long de six pouces, percé à l'une de ses extrémités
comme une aiguille, portant à l'autre un petit bouton d'argent. Le malade est assis; un aide, placé derrière lui, fixe sa
tête, et tire les paupières en dehors; l'opérateur plonge dans
le sac lacrymal un bistouri, tenu comme une plume à écrire
avec la main droite, s'il opère à gauche, et *vice versâ*
(Voyez la note de la page 26); averti qu'il est parvenu dans
son intérieur par le défaut de résistance, par la sortie d'une
matière puriforme, il incline son instrument en dehors, et
glisse sur le dos de la lame le stilet préalablement passé
dans la canule; ce stilet étant courbé, ne peut être arrêté
par la saillie du sourcil; il franchit ordinairement le canal
nasal avec facilité; dans le cas contraire, on le retire pour
le remplacer par une sonde plus fine; lorsque le canal
est débouché, on fait glisser la canule sur le stilet jusque
dans la fosse nasale; on retire le stilet, puis on enfonce
dans cette canule le ressort de montre, garni d'un fil;
il se dégage par le biseau de son extrémité inférieure, se
contourne sous le cornet inférieur, et paraît dans la narine;
on le saisit avec les doigts ou avec une pince, on le retire, et
à mesure qu'il descend, il entraîne le fil passé dans son ouver-

sans traverser l'os unguis; il sera certain qu'il ne
s'est pas égaré, si l'instrument glisse contre une
surface lisse après avoir rencontré un léger obs-

---

ture; on enlève la canule, désormais inutile, on noue ensemble les deux extrémités du fil, et on les roule sur une
épingle qu'on fixe au bonnet du malade. Quelquefois il est
impossible de faire paraître le ressort dans la narine; cela
peut tenir à la mauvaise situation de la canule, dont il faut
toujours avoir soin de tourner le biseau en dedans pour que
ce ressort ne se recourbe pas dans le méat inférieur; mais
dans quelques cas la main la plus exercée ne pourrait en
venir à bout; il faut alors adopter un autre procédé. Desault
enfonçait ordinairement un fil dans la canule jusque dans la
fosse nasale à l'aide d'un stilet fourchu, puis recommandait
à son malade de se moucher fortement, la bouche et la narine
du côté opposé à la maladie étant fermées; souvent le fil sortait à l'instant, entraîné par la colonne d'air; le plus souvent
cependant le malade était obligé de se moucher à plusieurs
reprises; quelquefois même il ne parvenait à chasser ainsi le
fil que dans le courant de la journée. M. le professeur Boyer
le saisit ordinairement avec beaucoup de facilité, à l'aide
d'un petit crochet mousse. Le surlendemain de l'opération,
on remplace le fil de chanvre par un fil de soie roulé sur une
carte, et assez long pour servir pendant tout le traitement.
A l'extrémité de ce fil, on attache une mèche couverte de
cérat, longue d'un pouce et demi, qu'on conduit dans le
canal nasal, jusqu'à la partie supérieure du sac lacrymal; on la retire le lendemain à l'aide d'un fil qu'on a toujours soin d'attacher à son extrémité inférieure, et on la
remplace par une autre mèche un peu plus grosse; on renouvelle ce pansement tous les jours, ou tous les deux jours, en
augmentant progressivement le volume de la mèche, jusqu'à

tacle, si son extrémité supérieure correspond
au bord supérieur de l'orbite, enfin s'il demeure

---

ce que le canal nasal soit suffisamment dilaté. Lorsqu'on juge
que la guérison est complète, on retire la mèche, mais on
laisse le fil quelque temps encore pour la réintroduire de
nouveau, si la maladie récidive. La cure exige au moins six
semaines ; souvent trois mois, et quelquefois un temps beaucoup plus long.

M. le professeur Dupuytren a adopté une manière bien différente d'opérer la tumeur et la fistule lacrymale. Il se contente de plonger un bistouri dans le sac lacrymal, et de
placer à demeure dans le canal nasal une petite canule cylin-
drique taillée en biseau à son extrémité, inférieure et garnie
à son extrémité opposée d'un petit rebord qui prévient sa
chute dans la narine ; quelques secondes suffisent pour l'exécution de cette opération, et trois ou quatre jours pour la
guérison du malade. Ce résultat est brillant sans doute ; mais
n'a-t on pas à craindre que la canule ne s'obstrue, qu'elle
ne remonte et ne détermine l'ulcération du sac et des téguments ? ne peut-elle pas d'ailleurs être la source d'une irritation continuelle des voies lacrymales ? Cette opération aurait plus que toute autre besoin de la sanction réitérée de
l'expérience ; car la théorie dépose hautement contre elle. Les
esprits exacts croiront en effet difficilement à la possibilité de
remplacer un conduit vivant par un tube inerte ; l'idée première de cette opération n'appartient pas à M. le professeur
Dupuytren ; c'est Foubert qui paraît en avoir été l'inven-
teur ; elle fut combattue par Louis (*voyez* les Mémoires de
l'Académie de Chirurgie), et semblait condamnée à rester
dans l'oubli, lorsque MM. Delpech (*Précis des Maladies
chirurgicales*) et Dupuytren ont entrepris de la faire rentrer
dans le domaine de l'art.   (*Note des Traducteurs.*)

fixe dans sa situation ; au contraire, quand on traverse l'os unguis (et il est plus facile de commettre cette faute que ne le pensent les jeunes chirurgiens), on sent l'instrument glisser contre une surface inégale, l'extrémité supérieure s'éloigne du sourcil, en se dirigeant en avant, et le stylet conserve dans tous les sens une mobilité remarquable.

Il est impossible de déterminer avec précision l'époque à laquelle on peut retirer le stylet, sans s'exposer au danger de voir renaître la maladie ; cela dépend de la suppression plus ou moins prompte du flux palpébral, et du temps que met le sac lacrymal à revenir à ses dimensions premières (1), et le reste des voies lacrymales à reprendre son action naturelle.

On peut dire en général que plus on tarde à retirer le stylet, plus la guérison est assurée ; je l'ai bien rarement fait porter moins d'une an-

---

(1) Lorsqu'au lieu du petit stylet, conducteur des larmes, je faisais porter pendant long-temps à mes malades une grosse tente de plomb (pl. 8, fig. 10) j'attribuais le resserrement du sac lacrymal à la pression qu'exerçait sur lui la partie supérieure de cette tente ; mais l'expérience m'a convaincu depuis, que la même chose arrive lorsqu'on emploie un très-petit stylet ; le resserrement du sac dépend donc moins de la compression qu'il éprouve, que de l'élasticité et de la vitalité de ses membranes, ainsi que de la disparition de l'humeur puriforme qui le remplissait.

née; il n'est pas difficile d'obtenir des malades la docilité nécessaire, parce que la présence de cet instrument ne cause ni douleur, ni difformité, sur-tout si l'on a l'attention de donner à son extrémité supérieure la couleur des téguments; il est utile et même indispensable de le retirer deux fois par semaine pour enlever le mucus qui le recouvre et pour prévenir le dépôt d'une incrustation terreuse, comme cela est arrivé chez le sujet de l'observation n° 8.

Le flux palpébral puriforme est parvenu à sa troisième période quand il y a distension, atonie du sac lacrymal, ulcération, fongosités de sa membrane interne, et de plus une ou plusieurs fistules communiquant dans son intérieur (1). Heureusement cet état qu'on pourrait nommer avec raison fistule lacrymale se rencontre rarement dans la pratique, parce que si les malades consentent à négliger un larmoiement commençant, ils s'empressent de réclamer les secours de l'art aussitôt que l'œil s'embarrasse d'une abondante sécrétion de larmes

---

(1) Il arrive quelquefois que le sac s'enflamme, suppure et s'ouvre à l'extérieur sans avoir été très - distendu, et sans qu'on aperçoive d'ulcérations fongueuses dans sa cavité; dans ce cas, on peut supposer que la maladie n'est encore qu'à sa deuxième période, et la traiter comme nous l'avons indiqué plus haut.

et de matière puriforme, que leur vue se trouble et qu'ils sentent une petite tumeur entre le nez et le grand angle de œil, en un mot, lorsque le mal est encore dans sa seconde période.

La distension du sac lacrymal est toujours considérable dans la troisième période de cette maladie ; la peau qui le recouvre est amincie, rougeâtre et percée d'une ou plusieurs fistules sans cesse parcourues par une matière purulente mêlée de larmes et de chassie. Une sonde introduite par ces ouvertures est arrêtée dans tous les sens, et détermine facilement un petit écoulement sanguin, quelle que soit la légèreté avec laquelle l'opérateur la dirige. Dans un tel état de choses, on se flatterait en vain d'obtenir, par la simple introduction du stylet, l'affaissement des fongosités, la cicatrisation de la membrane interne du sac et le retour de ce réservoir débilité à ses dimensions naturelles. Quand même on parviendrait à tarir la source de la sécrétion vicieuse des paupières, il ne resterait pas moins dans l'intérieur du sac une autre sécrétion morbide d'une humeur visqueuse et purulente incapable de couler dans le nez le long du conducteur ; il serait également inutile de se borner à faire au sac lacrymal une simple ponction ; il faut l'inciser dans toute sa longueur, et porter sur sa face interne les médicaments les plus propres à cicatriser les ulcères fongueux dont elle est le siége. Après

3.

l'avoir ainsi mise tout entière à découvert, l'o-
pérateur introduira dans le canal nasal un stylet
d'une grosseur moyenne qu'il enfoncera doucement dans la narine correspondante, et le retirera de suite pour le remplacer par une bougie
de dimension convenable, longue d'un pouce et
demi pour un adulte; en introduisant cette dernière, il aura soin d'en porter l'extrémité supérieure en avant, afin que l'extrémité opposée se courbe et se dirige vers l'arrière-gorge;
la partie supérieure de cette bougie fixée par
un fil devra être enfoncée dans le sac lacrymal jusqu'à l'embouchure du canal nasal, de
manière à maintenir ce canal dilaté sans occuper le sac : on pourrait la remplacer avec avantage par une tente de gomme élastique de même
dimension, lisse et flexible. Lorsqu'on opère un
adulte, il est essentiel que la bougie ou la tente
de gomme élastique soit longue d'un pouce
et demi, parce que plus courte, elle ne pourrait se recourber vers le pharynx, elle serait par conséquent moins fixe dans sa situation, remonterait pendant l'éternuement,
et dérangerait l'appareil et les médicaments
appliqués sur le sac lacrymal. Il ne serait pas
indifférent de laisser le canal nasal libre pendant le traitement des ulcérations fongueuses de
l'intérieur du sac, car tout le monde connaît la
tendance des conduits vitaux à se resserrer et

même à s'oblitérer toutes les fois qu'ils cessent, même pour peu de temps, de donner passage au liquide qui les parcourt habituellement.

Après avoir opéré de cette manière la dilatation du canal nasal, le chirurgien armé d'une sonde légèrement recourbée explorera toute l'étendue du sac lacrymal pour en connaître exactement l'état et les dimensions, et pour mieux apprécier par la suite les progrès du resserrement qu'il doit éprouver ; il examinera sur-tout la portion qui surmonte le tendon du muscle orbiculaire et qui n'aura pas été comprise dans l'incision ; enfin il le remplira de charpie fine maintenue par une compresse et une bande.

Le troisième jour, si la suppuration est établie, il lévera l'appareil pour laver la plaie et remplir la cavité du sac de charpie imprégnée d'un liniment composé de précipité rouge et de gomme arabique. L'action de cet escarrotique est assez douce, incommode peu le malade et provoque le resserrement de la cavité du sac en détruisant les fongosités qui naissent de sa membrane interne. On voit, chaque jour, en pansant le malade, le peloton de charpie recouvert d'une couche blanchâtre, comme cotonneuse, formée des débris de ces fongosités ; en même temps le sac perd sensiblement de son amplitude. Si les fongosités résistent à ce traitement, le chirurgien remplira toute la cavité du sac de précipité rouge pur ou mêlé d'un peu d'alun, et la touchera de temps en temps avec la pierre infernale; ces légers caustiques réprimeront les végétations de sa membrane interne, et celle-ci deviendra le siége d'un ulcère simple susceptible d'une guérison solide, qui répondra nécessairement au rétrécissement du sac lacrymal. Il est bien essentiel que le resserrement des lèvres de la plaie se fasse dans la même proportion que celui de toute la cavité du sac ; le chirurgien veillera donc a ce qu'elles soient convenablement écartées à l'aide d'une petite tente de charpie, ou d'un morceau d'éponge ; en attendant les effets de ce traitement, on appliquera matin et soir l'onguent ophthalmique de Janin entre les paupières; et l'on usera trois ou quatre fois par jour, du collyre vitriolique, afin de détruire le flux palpébral puriforme sans la disparition duquel on ne peut espérer de guérison complète dans aucune période.

Dès que le chirurgien s'apercevra, à l'aide de sa sonde recourbée, que le sac est à peu près revenu à ses dimensions naturelles, il cessera l'usage des escarrotiques, et les remplacera par de la charpie imbibée d'un mélange d'eau de chaux et de miel rosat; ensuite, lorsqu'il verra que les bords de l'incision et la surface interne du sac se cicatrisent et ne fournissent plus de matière purulente, il retirera la tente de gomme élastique, ou la bougie placée dans le canal nasal, et la remplacera par le stylet que le malade portera plus long-temps qu'on ne le porte ordinairement dans la seconde période de cette affection, attendu que dans la troisième les voies lacrymales sont plus profondément altérées dans leur structure et dans leurs fonctions.

Les chirurgiens anciens employaient beaucoup les topiques escarrotiques dans le traitement de la fistule lacrymale ; mais ils ont tous eu le tort de ne pas borner leur usage aux seuls cas dans lesquels il est nécessaire de détruire les fongosités de la membrane interne du sac, et de déterminer le resserrement de ce réservoir ; ils les appliquaient dans tous les états de cette maladie, lors même qu'il n'y avait pas la moindre ulcération dans l'intérieur du sac, comme dans la première et la seconde période. Nannoni le père (1) a poussé plus loin encore cette pratique inconsidérée. Ce chirurgien détruisait entièrement le sac lacrymal avec les caustiques pour le transformer en un corps solide et calleux ; et il agissait avec d'autant plus d'assurance qu'il était persuadé qu'après cette transformation du sac, le larmoiement était impossible. Personne assurément ne sera de son avis ;

____

(1) *Trattato Chirurgico sulla semplicita di Medicare*, Obs. 31.

le résultat qu'il attendait est complètement en opposition avec la structure anatomique et les fonctions des voies lacrymales. Cet écrivain rapporte, il est vrai, l'exemple de plusieurs personnes guéries, sans aucun vestige de larmoiement, par cette méthode vicieuse ; mais on peut assurer, d'après les données anatomiques les plus certaines, que dans ces cas heureux, le caustique n'avait fait que détruire une portion de la surface interne du sac, sans effacer sa cavité, et par conséquent sans fermer le passage des larmes dans la fosse nasale ; ou, que son action s'était étendue jusqu'à l'os unguis et la membrane interne du nez, et avait ouvert aux larmes une route artificielle, pour ainsi dire, à la honte de l'opérateur, dont tous les efforts tendaient à laisser au malade un larmoiement perpétuel.

A l'égard de la quatrième période du flux palpébral puriforme que les chirurgiens appellent fistule lacrymale avec carie, elle est moins fréquente qu'on ne le croyait autrefois.

D'après ce que j'ai vu dans ma pratique, ce dernier degré de la fistule lacrymale se présente sous deux formes distinctes : dans la première, le sac, depuis long-temps très-distendu, est rempli d'un mélange de larmes et de pus ; intact au dehors, il communique dans la narine correspondante à travers l'os unguis carié ; l'altération des voies lacrymales est telle, qu'on peut regarder le canal nasal comme détaché du sac lacrymal, oblitéré, perdu; dans la seconde forme, le sac lacrymal, ouvert à l'extérieur, offre dans son intérieur des ulcérations qui laissent à découvert l'os unguis carié, mais non perforé : le canal nasal est entièrement oblitéré.

On reconnaît la première forme de cette maladie lorsqu'en comprimant le sac lacrymal, on voit, à mesure qu'il s'affaisse et se vide, une petite quantité de matière refluer par les points lacrymaux, tandis que la plus grande partie de l'humeur qu'il contient se décharge dans la narine correspondante, en répandant cette odeur fétide qui annonce la carie des os ; il est facile de constater la denudation de l'os unguis à l'aide d'une sonde qui, dirigée dans tous les sens, ne pénètre pas dans le canal nasal, mais ne rencontre partout que resserremens, fongosités, duretés.

Dans le premier cas, lorsque la carie n'attaque que l'os unguis et même une petite portion de l'ethmoïde, le mal n'est pas au-dessus des ressources de l'art et peut être guéri radicalement. Il faut inciser le sac lacrymal dans toute sa longueur et déterger sa surface interne à l'aide des escarrotiques et des astringents dont nous avons parlé, sans s'occuper du rétablissement du canal nasal; on voit alors, comme l'expérience me l'a tant de fois démontré, le resserrement des membranes du sac succéder à la chûte des portions d'os cariées. Pendant ce traitement on ne négligera pas l'usage de l'onguent ophthalmique, dont on secondera l'action par tous les moyens internes capables de combattre la diathèse particulière qui cause et entretient la sécrétion palpébrale. Quand on est parvenu à cicatriser la face interne du sac, on laisse les bords de la plaie se rapprocher et se coller à l'os; l'ouverture résultant de la destruction de l'os unguis et de la membrane pituitaire correspondante sera telle que les larmes trouveront un passage facile dans la narine.

La même méthode curative convient également à la seconde forme de la fistule lacrymale compliquée de la dénudation de l'os unguis; il y a cette différence néanmoins que cet os n'étant alors que dénudé, mais non perforé, il n'est aucun espoir de rétablir le canal nasal; il faut pratiquer une route nouvelle et permanente aux larmes en perforant l'os unguis et la portion de membrane pituitaire qui le revêt. Or l'expérience a démontré qu'il ne suffit pas, pour atteindre ce but, de perforer l'os unguis et la membrane pituitaire à l'aide du trois-quart sans leur faire éprouver une perte de substance; de cette manière on ne fournit aux larmes qu'une voie trop étroite qui se resserre de jour en jour, et ne tarde pas à se fermer entièrement dès qu'on supprime la tente qui la maintenait ouverte. Nous voyons un phénomène analogue lorsqu'une portion cariée de la voûte palatine se sépare et laisse entre la bouche et les fosses nasales une ouverture de communication souvent assez large pour recevoir l'extrémité d'un doigt; en effet, si dans ce cas la perte de substance de la membrane palatine n'est pas très-considérable, l'ouverture se resserre de jour en jour et finit même quelquefois par se fermer totalement. D'après cela, peut-on espérer qu'une simple perforation de la membrane pituitaire, sans perte de substance, ne se ferme pas? les canules que l'on a proposées pour entretenir l'ouverture de la membrane du nez et celle de l'os unguis, sont loin d'être un moyen sur lequel on puisse compter. En effet, ces instrumens, même les mieux faits, ne tardent pas à s'élever contre la paroi antérieure du sac, tombent dans les narines plutôt qu'il ne faudrait, ou se remplissent d'une matière terreuse qui les bouche et les rend inutiles.

La destruction d'une portion de l'os unguis est le seul moyen connu véritablement efficace pour assurer, dans cette période, l'écoulement facile des larmes du sac lacrymal dans la narine. Et pour remplir cette indication, rien ne me paraît plus convenable que le cautère actuel ; c'est un moyen dont les anciens ont abusé sans doute dans le traitement de cette maladie, mais les modernes l'ont abandonné trop légèrement : les premiers cautérisaient l'os unguis et la membrane pituitaire dans tous les cas et dans toutes les périodes de la fistule lacrymale, le plus souvent sans nécessité; les autres, au contraire, ne pratiquent pas cette opération dans des circonstances où elle serait véritablement utile, par exemple, dans le plus haut degré de la fistule lacrymale.

Pour cautériser l'os unguis et la membrane pituitaire avec précision et sûreté, on commence par inciser le sac lacrymal dans toute sa longueur, puis on le remplit de charpie molle qu'on recouvre d'une compresse et d'une bande. Deux jours après, l'appareil est levé; la cavité du sac et la surface de l'os unguis sont nettoyés; l'opérateur applique une canule (1) contre l'os unguis dans une direction légèrement oblique de haut en bas, et passe à travers cet instrument un fer rouge (1) qu'il applique sur l'os unguis, avec une certaine force, afin que sa pointe, après avoir cautérisé cet os, atteigne la membrane pituitaire. Et comme il est de la plus grande importance, pour le succès de l'opération, que la por-

---

(1) Richter est de cet avis. *Obs. Méd. Chir.*, cap. x.
(2) Planéhe III, fig. VI.

tion cautérisée de cette membrane forme escarre, et se détache parfaitement autour de l'ouverture de l'os unguis, si le chirurgien s'aperçoit que la pointe de son cautère se refroidit trop vîte, il se hâtera d'en appliquer un second qu'il aura toujours à sa disposition. Cela fait, il remplira de nouveau le sac lacrymal de charpie couverte d'un onguent émollient; et puis il engagera son malade à tirer par la narine, plusieurs fois par jour, de l'eau de mauve tiède, ou fraîche, s'il l'aime mieux. Les jours suivants, si le malade accuse de la douleur, si le nez et les paupières offrent un gonflement notable, on les couvrira d'un cataplasme fait avec la mie de pain et l'eau de mauve. Aussitôt que les escarres commenceront à se détacher, on verra les lambeaux de la membrane pituitaire cautérisée, sortir par la narine avec le mucus; les débris de l'os unguis suivront en partie la même route, et s'échapperont, en outre, par la plaie intérieure. Alors le chirurgien introduira dans la nouvelle ouverture une petite bougie, ou bien une tente de gomme élastique, qui sera retenue par un fil; il aura soin d'augmenter leur volume à mesure que l'ouverture s'agrandira, soit par la chute d'une autre portion de la pituitaire, soit par la séparation de nouveaux fragments de l'os unguis; outre l'onguent ophthalmique, toujours nécessaire pour supprimer le flux palpébral puriforme, il emploiera les escarrotiques, les détersifs et les astringents propres à détruire les fongosités et callosités du sac lacrymal, et par suite à rendre à ce réservoir ses dimensions naturelles. Lorsque la cicatrisation de la membrane interne du sac sera presque complète, s'il aperçoit les moindres fongosités autour de l'ouverture de l'os unguis, elles seront réprimées avec la pierre infernale, jusqu'à ce que la cicatrice soit aussi parfaite dans ce point que dans tout le reste du sac : alors on pourra laisser les lèvres de la plaie se rapprocher autour du stylet que le malade portera encore pendant long - temps pour mieux assurer sa guérison (1).

(1) Il est rare qu'on ne puisse vaincre le rétrécisssement du canal nasal et rétablir la route naturelle des larmes ; rarement aussi trouve-t-on l'os unguis atteint de carie. M. Demours croit que cet os n'est pas dénudé une fois sur cent, et que dans les cas où cela arrive, il n'y a pas carie une fois sur vingt ; il paraît d'ailleurs proscrire toutes les opérations plus ou moins douloureuses à l'aide desquelles on ouvre aux larmes une voix artificielle dans la narine : il faut cependant convenir qu'il existe des fistules lacrymales dont on ne peut obtenir autrement la guérison. La cautérisation de l'os unguis et de la membrane pituitaire conseillée par M. Scarpa, est une opération d'une exécution facile, mais elle a l'inconvénient d'effrayer beaucoup le malade, et de causer dans quelques cas une inflammation violente ; nous ne conseillerons pas, après Hunter, d'enlever une portion circulaire de l'os unguis et de la membrane pituitaire, à l'aide d'un emporte-

De tout ce qui vient d'être exposé dans ce chapitre, on peut déduire les corollaires suivants :

---

pièce qn'on applique sur la face externe de cet os, et d'une plaque de corne préalablement introduite dans le méat moyen des fosses nasales pour servir de point d'appui : cette opération est trop souvent impraticable ; il paraît même que son auteur l'avait abandonnée puisqu'elle ne se trouve pas dans ses ouvrages. Le seul avantage qu'on ne puisse lui contester, et qu'elle partage avec la cautérisation, c'est de faire éprouver à l'os unguis et à la membrane pituitaire une véritable perte de substance ; mais cet avantage est-il aussi grand qu'on le pense ? L'expérience a démontré le contraire à M. le professeur Boyer ; cet habile chirurgien ne pouvant un jour déboucher le canal nasal perfora l'os unguis avec une sonde canelée, et introduisit par l'ouverture une canule à travers laquelle un fil fut aisément conduit dans la narine ; à l'aide de ce fil, des mèches de plus en plus volumineuses furent portées dans l'ouverture qu'elles traversaient d'abord difficilement ; mais au bout de trois mois, les plus grosses passaient avec une facilité telle, que l'opérateur jugea que les bords de l'ouverture étaient cicatrisés ; il permit alors à la plaie extérieure de se fermer : le malade guérit sans larmoiement. Mort quatre ans après dans l'hôpital de la Charité, on fit l'ouverture de son corps, et on vit que la paroie interne du sac lacrymal n'existait plus, et qu'il y avait à sa place une large ouverture par laquelle les larmes coulaient dans la narine. Objecterait-on que cette route artificielle conservée pendant quatre ans se serait fermée plus tard ? Mais ses bords étaient parfaitement cicatrisés, et n'annonçaient pas la moindre tendance à se rapprocher ; nous pensons que cette opération est susceptible d'une application générale. *(Note des Traducteurs.)*

1° La principale source, et la cause première de la fistule lacrymale, consiste principalement dans l'accroissement morbide de la sécrétion des glandes de Meibomius et de la membrane interne des paupières ;

2° On peut reconnaître dans cette sécrétion palpébrale quatre degrés, dont chacun réclame un traitement particulier ;

3° Pour obtenir une guérison parfaite et durable de cette maladie, quelles que soient sa période et ses complications, il est toujours nécessaire de réprimer la secrétion des paupières, soit à l'aide des topiques, soit en combattant, par des remèdes internes, la diathèse particulière qui l'a produite et qui l'entretient ;

4° Dans la première période, il suffit d'associer à l'usage de ces médicamens celui des injections d'eau tiède, poussées par les points lacrymaux jusque dans le nez ;

5° Dans la seconde, le sac n'étant que médiocrement dilaté, il suffit de l'ouvrir par une simple ponction, et de placer dans le canal nasal le stylet *conducteur des larmes*, sans négliger le traitement particulier du flux palpébral ;

6° Dans la troisième, quand il y a dilatation énorme du sac, atonie de ses membranes, fongosité et ulcération de sa surface interne, il est absolument nécessaire de l'ouvrir dans toute sa longueur, afin de réparer le désordre dont il est le siège, en suivant d'ailleurs tous les principes du traitement des ulcères fongueux en général.

7° La fistule lacrymale compliquée de carie de l'os unguis, d'érosion de la membrane pituitaire, d'oblitération du canal nasal, peut être guérie radicalement, et sans qu'il reste de larmoiement, pourvu que la carie ne s'étende pas trop profondément dans les cellules ethmoïdales, comme cela a quelquefois lieu chez les sujets cachectiques.

8° L'on peut encore obtenir le même succès dans la quatrième période, en perforant, à l'aide du cautère actuel, l'os unguis et la membrane pituitaire (1).

Première observation.

Une jeune demoiselle de Pavie, âgée de 17 ans, délicate et nerveuse, avait l'œil droit larmoyant ; ses paupières étaient tellement tuméfiées, qu'elle

---

(1) L'auteur, toujours séduit par ses préventions, généralise les résultats de sa seule expérience et n'embrasse dans ses corollaires ni tous les cas, ni toutes les indications.

1° Il n'existe souvent qu'un simple larmoiement qui peut dépendre de l'obstruction du canal nasal par des mucosités épaissies, de la phlogose de sa membrane interne, et dans quelque cas, de l'irritation de la conjonctive palpébrale et des follicules de Meïbomius. *Traitement* : collyres résolutifs,

les écartait difficilement ; elles étaient collées chaque matin par une abondante chassie. On lui conseilla de se laver fréquemment

---

injections; si les injections ne passent pas on desobstrue les voies lacrymales avec la sonde d'Anel.

2° Il se forme entre le nez et le grand angle de l'œil une petite tumeur; le malade en la comprimant fait refluer par les points lacrymaux, et quelquefois par la partie inférieure du canal nasal, un mélange de larmes et de mucosités blanchâtres. *Trait.* Les collyres, les injections, les fumigations résolutives réussissent quelquefois; mais le plus souvent on est obligé d'ouvrir le sac lacrymal pour déboucher et dilater le canal nasal. Quelques auteurs conseillent d'abandonner la tumeur lacrymale à la nature, lorsqu'elle persiste dans cet état de simplicité; il faut alors que le malade évite le froid et tout ce qui pent déterminer l'inflammation de l'œil; il faut de plus qu'il fasse un usage habituel des collyres résolutifs, et qu'il ait soin de vider souvent la tumeur pour prévenir la trop grande distension du sac lacrymal et l'altération de l'humeur qu'il contient.

3° Le sac lacrymal s'enflamme et s'ouvre à l'extérieur; la tumeur précédente est alors remplacée par une véritable fistule qui donne issue aux larmes et au pus que secrètent les membranes ulcérées du sac. *Trait.* On peut encore dans quelques cas fort rares obtenir une guérison complète en insistant sur l'usage des collyres et des injections; mais la desobstruction et la dilatation du canal nasal sont presque toujours indispensables.

4° La fistule lacrymale peut exister avec dénudation et carie de l'os unguis; l'exfoliation de cet os inévitable dans le second cas, n'a pas toujours lieu dans le premier, selon J.-L.

l'œil avec de l'eau de sureau. Au bout de quatre mois, la maladie s'aggrava considérablement; appelé en consultation , je remarquai , en com-

---

Petit. Même traitement que dans le cas précédent. Il faut empêcher le séjour de la sanie par des pansements répétés, et attendre la chûte d'une ou plusieurs portions osseuses qui laissent quelquefois une ouverture permanente qui conduit les larmes dans le meat moyen des fosses nasales.

5° Le canal nasal est obstrué de manière à ne pouvoir être rétabli. *Trait.* Il faut ouvrir aux larmes une route artificielle; c'est encore le parti que l'on prend le plus ordinairement, lorsque les os qui forment la gouttière lacrymale sont cariés ou simplement dénudés.

6° Il existe une variété de tumeurs lacrymales dont parlent quelques auteurs et qui paraît avoir été observée pour la première fois par J.-L. Petit qui en rapporte trois observations ; elle est accompagnée de l'oblitération des points ou des conduits lacrymaux et ne résulte par conséquent que d'un amas de mucosités dans l'intérieur du sac lacrymal. On peut très-bien faire disparaître cette tumeur en ouvrant le sac et en dilatant le canal nasal, mais le larmoiement est incurable ; car les praticiens paraissent avoir entièrement rejeté l'opération de Pouteau qui consiste à ouvrir aux larmes un passage dans le sac lacrymal en dedans de la paupière inférieure. Si l'oblitération des points ou des conduits lacrymaux n'est pas complète, on doit tâcher de les rétablir à l'aide de la sonde d'Anel. J.-L. Petit dit l'avoir fait plusieurs fois avec succès ; il cite un cas dans lequel les conduits lacrymaux étaient obstrués vers leur embouchure dans le sac lacrymal ; il franchit l'obstacle qui fermait le conduit inférieur avec un stylet qu'il remplaça de suite par un fil d'or dont les deux extrêmités furent repliées l'une vers l'autre et enveloppées d'un linge.

primant le sac lacrymal , qu'il refluait par les points lacrymaux une quantité considérable de matière puriforme ; je renversai les paupières du côté droit, et je vis que la conjonctive palpébrale, engorgée dans le voisinage de leur bord libre, offrait l'aspect d'une substance veloutée ; les glandes de Meïbomius , plus grosses et plus saillantes que de coutume, étaient entrelacées de vaisseaux variqueux. L'œil gauche paraissait presque entièrement sain. La malade avait, depuis plusieurs mois, l'aîle droite du nez très-rouge et tuméfiée ; la membrane pituitaire du même côté était sèche et croûteuse. Après avoir exprimé du sac lacrymal toute la matière puriforme qu'il contenait, j'essayai d'injecter de l'eau par un des points lacrymaux; à la quatrième tentative, elle coula dans la gorge. Comme

---

Le malade guérit sans epiphora; l'opérateur ne put parvenir à rétablir fe conduit lacrymal supérieur.

Nous ajouterons qu'il est souvent de la plus indispensable nécessité d'associer au traitement local de la tumeur ou de la fistule lacrymale, le traitement qu'exigent les affections générales dont elle n'est, dans beaucoup de cas, qu'un effet symptomatique; le vice scrophuleux en particulier la produit souvent chez les enfants , et rend inutiles les tentatives locales les plus rationnelles. M. le professeur Boyer assure que des revers multipliés lui ont fait prendre la résolution de ne pas opérer les enfants avant leur quatorzième, ou leur quinzième année.   (*Note des Traducteurs.*)

le sac n'avait pas éprouvé de dilatation sensible,
je ne m'occupai que de détourner la fluxion,
de corriger la sécrétion morbide des paupières,
et de fortifier en même temps les vaisseaux variqueux qui parcouraient leur surface interne.
J'ordonnai à la malade de prendre, plusieurs
fois par jour, une livre de petit lait, avec addition d'une drachme de crême de tartre et d'un
demi-grain d'émétique. Cette boisson ne fatiguait
pas l'estomac, et déterminait chaque jour une
selle abondante, et souvent deux. Je commençai
d'introduire entre les paupières du côté droit
une petite quantité de l'onguent de Janin,
préparé selon sa formule ; mais telle fut ,
dans cette circonstance, l'action stimulante de
ce médicament, qu'au bout d'une heure les
paupières étaient enflammées et énormément
tuméfiées, quoiqu'on eût fait sur elles de fréquentes lotions avec du lait. Pendant la durée
de cette inflammation, c'est-à-dire, pendant quatre
ou cinq jours, le flux palpébral disparut complètement, et de quelque manière qu'on pressât
le sac lacrymal, il ne sortait par les points lacrymaux que des larmes pures. Quand l'inflammation disparut, on vit renaître le flux palpébral. Je revins à l'usage du même onguent que
j'avais rendu moins actif en doublant la dose de
l'axonge ; la quantité que j'employais matin et
soir égalait en volume un grain et demi de fro-

ment; mais je commençais toujours par pousser dans les voies lacrymales une injection d'eau de plantain animée d'un peu d'alcool. Trois ou quatre fois par jour la malade faisait elle-même couler dans l'œil quelques gouttes du collyre vitriolique. A peine ce traitement fut-il suivi pendant trois semaines, qu'on remarqua de la diminution dans le flux palpébral; déja ce n'était plus qu'une simple mucosité qui troublait les larmes, l'aile droite du nez était dans son état naturel, la membrane interne des paupières devint successivement lisse et pâle, les glandes de Meïbomius s'affaissèrent, et les vaisseaux variqueux qui les parcouraient reprirent leur calibre ordinaire. Je suspendis l'usage du petit lait.

Vers le quarantième jour, en comprimant le sac lacrymal, on ne faisait plus sortir que des larmes pures par les points lacrymaux. Les injections passaient dans la narine avec toute la facilité possible; cependant les larmes trouvaient encore quelque obstacle dans leur cours, car si la malade s'exposait à un air un peu frais, ou si elle lisait à la lumière, elle était forcée de s'essuyer l'œil plusieurs fois; je ne pouvais attribuer ce symptôme à l'atonie du sac, atonie qui selon toutes les apparences n'existait pas; mais comme la malade se plaignait toujours de quelque embarras de la membrane pituitaire, je pensai qu'il y avait un léger resserrement de l'extrémité inférieure du canal nasal; je lui prescrivis de respirer plusieurs fois par jour la vapeur du vinaigre, et de faire un usage moderé du tabac en poudre; ce moyen réussit à merveille, et dix jours suffirent pour rétablir la sécrétion du mucus nasal et pour faire disparaître le larmoiement.

Deuxième observation.

Marie Bordoni, jeune fille de St.-Cristine, âgée de 12 ans, ayant été tourmentée dans son enfance parde fréquentes ophthalmies qui se développaient tantôt sur un seul œil, tantôt sur les deux yeux à la fois, éprouvait depuis huit mois du côté droit seulement un écoulement très-incommode de larmes et de matière purulente. Cependant ses parents l'amenèrent à l'hôpital, moins à cause de cet écoulement que pour une petite tumeur rouge, dure et douloureuse, survenue entre le nez et le grand angle de l'œil.

La surface interne des paupières du côte droit était rouge et comme fougueuse, et leurs bords étaient très-gonflés; les glandes de Meïbomius avaient augmenté de volume.

Voyant que les membranes du sac lacrymal menaçaient de suppurer, je fis appliquer sur la tumeur un cataplasme composé de mie de pain et de lait; bientôt l'inflammation disparut, la tumeur s'affaissa et les points lacrymaux qui s'étaient retirés et cachés vers la caroncule, reprirent leur situation naturelle ; alors je comprimai le sac et je vis la matière puriforme refluer abondamment sur l'œil.

Je passai de suite à l'usage de l'onguent ophthalmique de Janin : j'en appliquais, matin et soir, gros comme un grain de froment; le flux palpébral augmenta pendant les premiers jours, mais il avait tellement diminué au bout d'un mois qu'on ne pouvait plus exprimer du sac qu'une mucosité limpide. Dès que le bord libre et la face interne des paupières eurent repris leur aspect naturel, je poussai dans la narine, par les conduits lacrymaux, une injection d'eau de plantain, animée de quelques gouttes du collyre vitriolique préalablement filtré. La jeune malade se soumit encore pendant dix jours à l'emploi journalier de ces moyens, et sortit de l'hôpital parfaitement guérie.

Troisième Observation.

Un jeune villageois, âgé de 10 ans, avait les deux yeux larmoyants et chassieux. Cet accident était la suite d'une métastase variolique qui s'était jetée sur ces parties deux ans auparavant; les paupières étaient tuméfiées, d'un rouge-brun et comme velouté sur leurs bords ; les glandes de Meïbomius étaient plus saillantes que de coutume, et quoique le sac lacrymal ne parut nullement dilaté et ne fit aucune saillie à l'extérieur, il suffisait néanmoins de le comprimer pour faire couler par les points lacrymaux une quantité considérable de matière puriforme jaunâtre. Le malade offrait tous les caractères de ce qu'on appelle vulgairement une constitution humorale.

Je lui ordonnai de prendre plusieurs fois par jour dix onces d'une décoction de chien-dent avec addition d'une drachme de tartrate acidule de potasse et d'un demi-grain d'émétique. Lorsque les selles devenaient trop fréquentes, on réduisait la dose de moitié pendant plusieurs jours de suite. Je fis en outre appliquer sur les deux yeux matin et soir, l'onguent ophthalmique de janin; ce médicament accrut beaucoup la sécrétion palpébrale. Quand je vis qu'au bout de deux semaines elle ne diminuait pas, j'appliquai un séton à la nuque; il suppura promptement et les yeux s'en trouvèrent bien; je repris alors l'usage de l'onguent ophthalmique, et celui du tartre émétique à doses refractées : le flux palpébral diminua beaucoup, les bords libres des paupières s'affaissèrent et reprirent leur flexibilité naturelle, l'intérieur de l'ourlet devint pâle et perdit son aspect villeux. J'ajoute qu'on eut toujours soin d'employer plusieurs fois par jour le collyre vitriolique, et d'injecter par les points

lacrymaux l'eau de plantain animée d'un peu
d'alcool. Ces injections dont le passage était
d'abord difficile, coulèrent ensuite en toute liberté, et vers la fin du troisième mois le malade quitta l'hôpital parfaitement guéri.

Quatrième Observation.

Une paysanne de Sartirana, âgée de 48 ans,
nommée Rose Fiorini, avait l'œil gauche larmoyant et chassieux ; depuis long - temps elle
supportait cette incommodité qui avait succédé
à de fréquentes ophthalmies. Quand je la vis
pour la première fois, je trouvai le bord libre
des paupières de l'œil gauche rouge et tumefié ;
les follicules de Meïbomius étaient gonflés, mais
le sac lacrymal n'avait éprouvé, malgré l'ancienneté de la maladie, qu'une très-légère distension.
Pour commencer le traitement j'ordonnai l'application journalière de l'onguent ophthalmique
et des injections d'eau tiède par les points lacrymaux. Au bout de trois semaines, l'état des
paupières était sensiblement amélioré, la sécrétion puriforme considérablement diminué,
mais les injections ne passaient encore que difficilement dans la fosse nasale. C'est pourquoi
je crus qu'une opération était indispensable ; je
pratiquai au sommet du sac lacrymal, une petite
ouverture par laquelle je conduisis une sonde

à travers le canal nasal jusque dans la narine; je la retirai de suite et la remplaçai par un stylet; j'ôtai momentanément ce dernier, le cinquième jour, pour injecter de l'eau par le sac lacrymal, dans le canal et la fosse nasale. La malade me dit dès les premiers jours qui suivirent l'opération que son larmoiement diminuait; cette circonstance me surprit d'autant plus que le stylet séjournait dans le canal nasal. A la fin du second mois on aperçut les heureux effets de l'onguent ophthalmique dont l'usage n'avait jamais été interrompu ; le bord libre des paupières avait perdu sa tuméfaction et sa rigidité ; la sécrétion palpébrale était réduite à une petite quantité d'une matière visqueuse. Après deux autres mois, l'écoulement palpébral disparut et la narine gauche recouvra son humidité naturelle, preuve certaine que les larmes mêlées peut-être à quelques restes du flux puriforme , coulaient librement dans la fosse nasale le long du stylet conducteur. La malade sortit de l'hôpital ; je lui conseillai de porter le stylet pendant au moins un an, et d'avoir la précaution de le nettoyer tous les trois jours; elle dépassa de beaucoup les bornes du temps que je lui avais prescrit, car elle porta cet instrument pendant trois années consécutives , attendu qu'elle n'en était nullement incommodée. La guérison fut complète et durable.

Cinquième observation.

Une femme de Saint-Angelo, âgée de 40 ans, nommée Antonia Maschroni, vint réclamer les secours de la chirurgie pour un larmoiement très-incommode, accompagné d'un flux puri-forme dont elle était tourmentée depuis plusieurs années. Elle avait éprouvé dans le principe un érysipèle de la face, qu'elle regardait comme la cause de sa maladie; l'œil droit seul était affecté. Le bord libre des paupières du côté malade était engorgé, rougeâtre et parsemé de vaisseaux variqueux; les follicules de Meïbomius étaient tuméfiés, et le sac lacrymal s'élevait sous la forme d'une petite tumeur. Je l'ouvris par une simple ponction; je dilatai le canal nasal à l'aide d'une sonde ordinaire, et plaçai dedans le stylet conducteur des larmes; je prescrivis en outre l'usage journalier de l'onguent ophthalmique de Janin. Au bout de quelques jours, le larmoiement était déjà beaucoup moindre; on retirait le stylet tous les deux jours pour le nétoyer, et chaque fois on injectait dans le sac lacrymal de l'eau tiède qui passait librement dans la narine. Vers le quarantième jour il n'y avait plus ni larmoiement, ni flux puriforme; la malade sortit de l'hôpital une semaine plus tard. Je lui conseillai de porter encore le stylet pendant long-temps, et de le nétoyer deux fois par semaine. Elle le porta pendant dix mois. Elle était à cette époque complètement guérie.

Sixième observation.

Une jeune fille de 13 ans, de Villaseggio, nommée Maria Gallotti, avait depuis long-temps l'œil droit larmoyant et chassieux. La maladie avait fait des progrès tellement rapides que dans l'espace de deux ans, le sac lacrymal, à la suite d'inflammations répétées, s'était ouvert trois fois à l'extérieur. Malgré les tentatives les plus multipliées, il fut impossible de faire passer dans la narine une seule goutte de l'eau qu'on injectait par les points lacrymaux ; je fis une ponction au sommet du sac lacrymal et j'introduisis une petite sonde dans le canal nasal. Dès que je me fus aperçu que ce canal était plus retréci qu'à l'ordinaire, je me servis pour le désobtruer d'une sonde plus grosse que la première ; je la remplaçai bientôt par une bougie de gomme élastique que je laissai à demeure pendant quelques jours. La malade ne parut pas beaucoup souffrir pendant l'opération, mais elle éprouva les jours suivans un gonflement inflammatoire assez intense des paupières et de la joue ; un cataplasme émollient et un léger purgatif ramenèrent promptement le calme. Le huitième jour, je retirai la bougie de gomme élastique pour la remplacer par un stylet qui descendit dans le nez avec la plus grande facilité; malgré sa présence, le larmoiement diminua de jour en jour d'une manière sensible; l'usage journalier de l'onguent ophthalmique fit disparaître la sécrétion vicieuse des paupières, et la malade put quitter l'hôpital cinq semaines après l'opération; elle porta le stylet pendant une année entière, puis revint à l'hôpital pour demander la permission d'en cesser l'usage, ce qui lui fut accordé. Les larmes avaient évidemment repris leur cour naturel. Six ans se sont écoulées depuis lors et il n'y a pas la moindre apparence de récidive.

Septième observation.

Guiseppa Berreta, âgée de 14 ans, demeurante à Guissago, avait l'œil gauche larmoyant depuis trois ans; il y avait de plus chez elle flux palpébral puriforme et distension du sac lacrymal. L'état avancé de la maladie me fit juger que les injections seraient inutiles. J'ouvris le sac lacrymal et ne pus que très-difficilement conduire une sonde fine à travers le canal nasal dans la narine correspondante; mais je pense que les difficultés que j'éprouvai tenaient plus à l'étroitesse du canal osseux qu'au rétrécissement du tube membraneux. A force de patience je parvins à les surmonter, et pour ne pas occasionner une plus grande irritation, je laissai ma sonde dans le canal après en avoir retranché toute la portion qui surmontait le sac lacrymal. Les paupières s'enflammèrent, un abcès se forma dans l'inférieure, et j'en fis l'ouverture; toutes ces parties ne tardèrent pas à reprendre leur état habituel. Douze jours après l'opération, le bout de sonde qui occupait le canal nasal étant mobile dans toutes les directions, je pus le retirer facilement pour le remplacer par le stylet conducteur des larmes. Alors je prescrivis l'usage de l'onguent ophthalmique de Janin, afin de réprimer la secrétion vicieuse des paupières. Ce médicament eut ses effets accoutumés : le larmoiement diminua de jour en jour; il était facile de voir que les larmes coulaient dans la narine, le long du stylet. Deux mois après l'opération, la malade quitta l'hôpital, et ne cessa de porter le stylet qu'au bout de deux ans; elle l'ôtait tous les trois jours pour le nétoyer et le replaçait elle-même; sa guérison fut complète.

Huitième observation.

Une femme de Pavie, nommée Thérèse Barbari, agée de 5o ans, avait toujours eu depuis son enfance, l'œil droit larmoyant. A ce larmoiement succéda une véritable fistule lacrymale avec distension énorme et ulcération du sac lacrymal; la simple ponction de ce réservoir ne me paraissant pas devoir suffire pour permettre l'introduction des médicaments convenables, je le fendis dans toute sa longueur; je portai ensuite une bougie de cire dans le canal nasal que j'avais préalablement dilaté à l'aide d'une sonde ordinaire assez grosse; à l'extrémité supérieure de la bougie fut attaché un fil destiné à la retenir au niveau de la partie la plus déclive du sac lacrymal; je remplis ce dernier de charpie sèche que je recouvris les jours suivants d'un onguent composé avec le précipité rouge, afin de détruire les fongosités de la membrane interne du sac et de la disposer à devenir le siège d'une cicatrice solide; en même temps j'eus soin de combattre la sécrétion palpébrale par l'emploi journalier de l'onguent de Janin. Cinq semaines après l'opération, les ulcérations intérieures du sac lacrymal étaient presque entièrement cicatrisées et ce réservoir avait à peu près repris ses dimensions naturelles; je retirai la bougie qui remplissait le canal nasal et je la remplaçai par le stylet. Dès-lors le larmoiement cessa promptement et les progrès de la guérison furent tellement rapides que la malade put quitter l'hôpital trois semaines plus tard dans l'état le plus satisfaisant. Elle portait toujours le stylet que je lui conseillai de garder

encore pendant un an. Elle le porta six ans et ce
ne fut que sur mes instances réitérées qu'elle
consentit à l'abandonner. Un chirurgien de cette
école, M. Molina, qui fut chargé de le retirer,
éprouva des difficultés insolites et dues à une
incrustation terreuse déposée sur la partie du
stylet qui pénétrait dans la narine. L'irritation
causée par cette manœuvre assez difficile n'eut
aucune suite fâcheuse; et les larmes continuè-
rent à couler en toute liberté dans la narine à
travers le canal nasal.

Neuvième observation.

Une femme de cinquante ans, portait entre le
nez et le grand angle de l'œil droit, une tumeur in-
dolente, grosse comme une petite noix; elle cédait
facilement sous le doigt et alors on voyait sortir par la narine correspondante beaucoup de
matière verdâtre et fétide; en même temps il en
refluait un peu sur l'œil par les points lacrymaux. Cette tumeur existait depuis quinze ans;
elle avait été précédée par une abondante sécrétion de chassie; plusieurs fois elle s'était ouverte
spontanément, et toujours avec un soulagement
marqué pour la malade; il y avait peu de temps
qu'elle s'était fermée pour la dernière fois; enfin
depuis un an, la malade, après avoir éprouvé
un gonflement considérable de toute la face et

5

de violentes douleurs vers la racine du nez, souffrait moins et sentait couler dans sa narine une grande quantité de matière fétide; néanmoins la tumeur augmentait de jour en jour; le bord libre des paupières de l'œil droit était engorgé, rougeâtre et fongueux; les glandes de Meïbomius étaient tuméfiées.

Je plongeai la pointe de mon bistouri au-dessous du tendon du muscle orbiculaire, je le dirigeai contre l'os unguis, en suivant le pli de la paupière inférieure, et j'ouvris la tumeur dans toute son étendue; elle contenait une quantité considérable de matière purulente; je n'aperçus pas l'os unguis au fond de la plaie, mais je distinguai plusieurs points dénudés de l'os ethmoïde; à la place de l'os unguis on voyait un trou, du diamètre d'une grosse plume à écrire, qui s'ouvrait dans la narine à travers une ulcération de la membrane pituitaire; je cherchai vainement le canal nasal; le premier jour je me contentai de remplir la cavité de la tumeur de charpie molle et de couvrir l'œil d'un cataplasme émollient, afin d'amollir les bords endurcis et calleux des paupières.

Le lendemain, la cavité du sac m'offrit l'aspect d'un ulcère fongueux, je la remplis de charpie enduite d'un liniment composé avec le précipité rouge et le mucilage de gomme arabique. Pour prévenir l'introduction du caustique dans

la narine, je plaçai dans l'ouverture résultante
de la destruction de l'os unguis, un petit sin-
don que je fixai à l'aide d'un fil ciré, comme cela
se pratique après l'opération du trépan. A chaque pansement le pus sortait en abondance du sac
lacrymal entraînant des morceaux d'une couenne
lardacée, et de temps en temps de petites portions d'os cariés. Il y avait dans différents points
de l'ulcère des fongosités que je réprimais à
l'aide de la poudre d'oxide rouge de mercure seule,
ou mêlée avec le sulfate d'alumine; quelquefois je me contentais de les toucher avec la pierre
infernale. Ce traitement fut continué pendant
trente jours consécutifs; à cette époque l'ulcère
prit un meilleur aspect, se couvrit de granulations et parut se rétrécir; les parois du sac lacrymal revenaient manifestement sur elles-mêmes;
je n'appliquai plus que de la charpie sèche, et
je touchai de temps en temps avec la pierre
infernale les bords de l'ouverture qui conduisait
dans la narine.

Vers le soixantième jour, la surface interne
du sac était entièrement cicatrisée, et ce réservoir avait repris ses dimensions naturelles; les
paupières étaient dans l'état le plus satisfaisant,
grâce à l'usage non interrompu de l'onguent
ophthalmique, et du collyre vitriolique. Je laissai
les lèvres de la plaie du sac s'approcher et se

réunir. Les larmes trouvèrent un passage facile dans la narine, à travers l'ouverture qui remplaçait l'os unguis. La malade quitta l'hôpital parfaitement guérie.

CHAPITRE II.

De l'Orgeolet.

L'ORGEOLET n'est, à proprement parler, qu'un petit furoncle qui se développe sur le bord libre des paupières, le plus ordinairement vers le grand angle de l'œil. Cette petite tumeur est en effet, comme les clous, d'un rouge foncé, très-enflammée, et beaucoup plus douloureuse qu'on ne le croirait, si l'on n'avait égard qu'à sa petitesse. Cela tient, d'une part, à la violence de l'inflammation ; de l'autre, à la tension et à l'extrême sensibilité de la peau qui tapisse le bord libre des paupières. L'orgeolet excite souvent la fièvre et l'insomnie chez les personnes délicates et sensibles ; il suppure et s'ouvre difficilement.

Cette espèce d'inflammation, qu'on peut appeler *furonculeuse*, diffère sous plusieurs rapports de l'inflammation phlegmoneuse ordinaire. La première, en effet, commence toujours par la peau, gagne le tissu cellulaire, et le frappe pour ainsi dire de mort dans une étendue plus ou moins considérable ; l'autre, au contraire, se développe d'abord dans le tissu cellulaire sans détruire sa vitalité ; et de là se propage à l'extérieur jusqu'à la peau. L'inflammation furonculeuse se limite très - promptement, et forme une tumeur circonscrite, dure, douloureuse, saillante, qui contient, au lieu d'une *lymphe coagulable*, un bourbillon celluleux, tandis que l'inflammation phlegmoneuse tend à se propager le long du tissu cellulaire, en versant dans ses aréoles une quantité considérable de *lymphe concrescible* qui les soulève et les distend. Dans le furoncle qui contient une escarre, la suppuration est toujours incomplète, et ne s'établit pas au centre de la petite tumeur, mais entre elle et les parties voisines. Dans le phlegmon, au contraire, le pus se ramasse précisément au centre de la tumeur celluleuse, laquelle s'affaisse et disparaît aussitôt qu'il est sorti. Quand un furoncle arrive à sa seconde période, la peau qui le couvre se perce d'un ou plusieurs trous, d'où l'on voit sortir une goutte de sérosité ; le bourbillon qui formait la base de la petite tumeur, s'échappe ensuite sous la forme d'un corps étranger ; mais le vide qu'il laisse après lui ne tarde pas à se remplir et à s'effacer entièrement. Tous ces phénomènes caractéristiques de l'inflammation *furonculeuse*, appartiennent également à l'orgeolet, dont la nature, je le répète, ne diffère nullement de celle des furoncles.

Le traitement de l'orgeolet, comme celui des furoncles, forme une exception à la règle générale, qui veut que la résolution soit la terminaison la plus favorable des tumeurs inflammatoires. Toutes les fois en effet qu'un furoncle a désorganisé un petit paquet de tissu cellulaire, la résolution ne peut s'effectuer, au moins d'une manière complète; elle serait même, dans ce cas, plus nuisible qu'utile, puisqu'elle laisserait une masse plus ou moins considérable de tissu cellulaire privé de vie, qui tôt ou tard ferait récidiver la maladie, ou se transformerait en un corps indolent et dur, qui serait la cause d'une difformité des paupières.

L'orgeolet commençant peut se terminer par résolution lorsque, borné aux téguments, il n'a pas encore envahi le tissu cellulaire subjacent. On peut favoriser cette terminaison par l'emploi des répercussifs, et surtout par l'application du froid porté sur le point où la paupière commence à rougir, à l'aide d'une tige métallique, d'une clé, ou d'une pièce de monnaie.

Mais si déjà une portion du tissu cellulaire est frappé de mort, tous les topiques répercussifs sont inutiles et dangereux, et l'on ne doit avoir recours qu'aux applications émollientes et anodines. Il faut alors appliquer sur les paupières affectées un cataplasme composé avec la mie de pain et le lait, auquel on ajoute un peu de safran, ou bien avec la pulpe d'une pomme cuite; on renouvelle ce topique toutes les deux heures, et plus souvent encore dans la saison froide.

Lorsqu'on voit blanchir le sommet de l'orgeolet, il ne faut pas se hâter de l'ouvrir pour donner issue à la petite quantité de sérosité purulente qui se trouve entre le bourbillon et la peau; il faut attendre que celle-ci s'amincisse autour du point blanchâtre, qu'elle se rompe et s'ouvre assez d'elle-même pour laisser sortir avec le pus toute la portion morte du tissu cellulaire. Lorsque le bourbillon tarde trop à s'échapper, on le fait sortir en pressant doucement la paupière vers la base de la petite tumeur. Tous les symptômes de la maladie ne tardent pas ensuite à disparaître : le vide qui remplace le bourbillon se remplit et se ferme en 24 heures.

Quelquefois, mais rarement, le bourbillon ne sort qu'incomplètement. Il reste alors au fond de la cavité un petit paquet de tissu cellulaire jaunâtre, qui s'oppose à la guérison. Il serait inutile, dans ce cas, de continuer les cataplasmes; il faut porter un pinceau imbibé d'acide sulfurique sur les vestiges du bourbillon, afin qu'entièrement désorganisées, ils se séparent des parties vivantes, et s'échappent au-dehors. La plaie ne tardera pas ensuite à se fermer. Si la paupière reste édémateuse et gonflée, il suffit, pour la ramener à son état naturel, de l'arroser avec de l'eau végéto-minérale, animée d'un peu d'esprit de vin.

Il est des personnes très-sujettes à cette maladie ; ce sont particulièrement celles qui se nourrissent d'aliments acres et irritants, ou qui abusent des liqueurs fortes. Elles devront adopter un meilleur régime, et se mettre de temps en temps à l'usage d'une décoction de chiendent, ou bien prendre à doses réfractées du petit lait avec addition d'un grain d'émétique, sur-tout lorsqu'il se manifestera chez elles des symptômes de *cru-dités* d'estomac. Je leur conseille, en outre, à titre de préservatif, l'usage journalier du collyre vitriolique.

CHAPITRE III.

Des Tumeurs cystiques des paupières.

Il se forme assez souvent de petits kystes dans l'épaisseur des paupières. Quelques auteurs expliquent leur fréquente apparition dans ces organes par le nombre considérable de follicules sébacés qu'ils renferment. L'accroissement contre nature de l'un d'eux et surtout de l'un de ceux qui portent le nom de Meïbomius leur paraît être l'origine de toutes ces tumeurs folliculaires.

J'abandonne volontiers une telle discussion, qui ne me paraît avoir aucune utilité pratique; je ferai seulement observer que les follicules de Meïbomius occupent le bord des paupières, tandis que les tumeurs cystiques se montrent également sur tous leurs points, et paraissent ainsi se développer aussi bien dans les vésicules du tissu cellulaire que dans les glandes de Meïbomius elles-mêmes.

Au moment de leur apparition, ces tumeurs ne sont pas plus grosses qu'une lentille ou qu'un grain de millet; mais elles ne tardent pas à ac-

quérir le volume d'une fève ou d'une noisette.
Elles ne sont pas ordinairement douloureuses,
elles gênent seulement plus ou moins lorsque
parvenues à un certain volume, elles empêchent
le libre mouvement des paupières, les tiennent
abaissées en partie, ou compriment le globe de
l'œil.

Quant au siège primitif de ces tumeurs, de
nombreuses observations m'ont appris qu'elles
sont dans leur principe plus près de la conjonctive que de la peau, de sorte qu'en relevant les
paupières, on les trouve tellement superficielles,
qu'on distingue très-bien à travers la conjonctive la transparence du follicule jaunâtre qui
les constitue (1).

C'est envain que j'ai plusieurs fois tenté d'obtenir la résolution de ces tumeurs cystiques,
soit que j'employasse l'eau régale conseillée par
Morgagni (16), ou l'eau de fleurs de sureau avec
addition d'une dose d'ammoniaque assez légère
pour ne pas irriter trop fortement les paupières,

---

(1) Elles se développent toujours entre le muscle palpébral et le ligament large des paupières ; néanmoins celles
qui ont leur siège dans la paupière supérieure, font plus
de saillie sous la peau que sous la conjonctive ; souvent c'est
le contraire pour celles qui se forment dans la paupière inférieure.   (*Note des traducteurs.*)

(2) *Epist. Anat.*, XIII, 2.

soit que j'eusse recours aux topiques gommeux résolutifs, ou aux frictions mercurielles. Je suis entièrement convaincu que l'extirpation de ces tumeurs est le seul moyen de s'en débarrasser, surtout lorsqu'elles existent depuis quelques mois (1).

J'ai dit que dans le plus grand nombre des cas, ces tubercules folliculaires se trouvent plus rapprochés de la conjonctive à laquelle ils adhèrent même intimement que de la peau; il résulte de là que si l'on incise cette dernière pour les extraire de dehors en dedans, on court le risque de percer les paupières d'outre en outre. C'est pourquoi je pense qu'il vaut beaucoup mieux les attaquer par la face interne des paupières, quoique le contraire ait été récemment avancé par des chirurgiens d'un grand mérite. En procédant, comme je l'indique, on ne pratique qu'une incision très-superficielle; la séparation du follicule est facile, le traitement consécutif presque nul, et les paupières ne conservent aucune trace ni de la maladie, ni de l'opération qu'elle a nécessitée.

----

(1) M. le professeur Boyer a plusieurs fois fait disparaître des tumeurs cystiques de ce genre même assez volumineuses, en lavant fréquemment les paupières avec une solution d'ammoniaque, et en les couvrant d'un amplâtre de savon et de dyachilon gommé. *(Note des traducteurs)*.

Je ne connais qu'un cas auquel cette manière d'opérer ne soit pas applicable, c'est celui dans lequel il est impossible de relever assez les paupières pour mettre entièrement à découvert la base de ces tumeurs, et les enlever en totalité; c'est ce qui arrive lorsqu'elles se trouvent derrière l'une ou l'autre commissure, et s'étendent sous l'arcade orbitaire.

A cette occasion, je rapporterai l'histoire remarquable d'une tumeur cystique située profondément dans l'orbite, qui fût traitée par les chirurgiens Bromfield et Ingram. Après avoir causé pendant plusieurs années de la douleur dans le fond de l'orbite avec diminution de la vision, puis cécité complète, elle parvint enfin à chasser le globe de l'œil au-dehors en renversant la paupière inférieure; les chirurgiens que je viens de nommer parcourant avec le doigt le contour du globe de l'œil ainsi déplacé, sentirent en bas et en dehors une fluctuation qui leur parut produite par un liquide contenu dans un kyste. Ils se décidèrent à l'ouvrir. Après avoir fait relever les paupières par un aide, Bromfield plongea un bistouri dans les téguments le long du bord inférieur de l'orbite jusqu'au delà de la conjonctive; à travers l'incision qu'il venait de faire, il porta jusqu'au siége même du kyste l'un de ses doigts sur lequel il conduisit la lame d'un bistouri pour en faire l'ouverture; il en sortit un plein verre à vin d'une humeur limpide. Un instant après Bromfield tira le kyste au-dehors à l'aide de deux petites airignes, l'ex-cisa, et remplit la plaie de charpie. Dans les premières vingt-quatre heures, la tête et le col se gonflèrent énormément; cet accident céda promptement à l'usage des antiphlogistiques et des topiques émolliens. Avant un mois la plaie était fermée; peu à peu la paupière inférieure re-prit sa place ordinaire, et le globe de l'œil ren-tra dans l'orbite. L'opérateur ajoute qu'il eut occasion de revoir son malade cinq mois après: il distinguait avec l'œil qui avait été si grave-ment affecté l'obscurité d'avec la lumière écla-tante. (Médical observ. and inquieries, vol. IV, pag. 176.)

On trouve une observation semblable dans le traité de maladies des yeux de Saint-Yves, cap. 21 ; elle a pour titre : Opération d'une tumeur singulière dans l'orbite.

Des tumeurs cystiques de ce genre me parais-sent plutôt appartenir aux parties voisines des paupières qu'aux paupières elles-mêmes; j'en par-lerai ailleurs avec détail. Voulut-on d'ailleurs les classer parmi celles qui forment le sujet de cet article, ces cas extraordinaires n'infirme-raient nullement les avantages de la méthode curative que je viens d'établir.

Je suppose donc qu'il s'agisse d'extraire une

tumeur cystique développée dans la paupière supérieure, on fait asseoir le malade, dont la tête doit reposer sur un point d'appui solide, un aide intelligent placé derrière lui ou latéralement, relève la paupière à l'aide d'un de ses doigts indicateurs enveloppés d'un linge fin, et applique l'extrémité de l'index de l'autre main sur la petite tumeur, afin qu'elle fasse le plus de saillie possible au-dessous de la conjonctive. L'opérateur debout au-devant du malade, armé d'une lancette ou d'un petit bistouri convexe (1) incise d'une main légère et dans la direction du bord libre des paupières, la membrane conjonctive qui recouvre la tumeur; l'étendue de l'incision sera telle, que le kyste puisse facilement se dégager de dessous la conjonctive; on le saisit alors avec une pince ou avec une airigne pour le soulever, puis on l'emporte d'un seul coup avec un bistouri ou des ciseaux courbés sur le plat. La paupière supérieure reprend ensuite sa position; on la recouvre d'un plumasseau imbibé d'eau végéto-minérale et soutenu par le bandage *monoculus*.

Une tumeur cystique occupe-t-elle la paupière inférieure? L'opération est la même; seulement l'aide se place au-devant du malade, et l'opéra-

---

(1) Planche I, fig. 13.

teur derrière ou latéralement, suivant sa commodité. A-t-on affaire à des enfants? La meilleure manière de les placer, quelle que soit la paupière sur laquelle on doit agir, consiste à les mettre sur une table d'une hauteur convenable , la tête soulevée par un oreiller, les pieds et les mains assujettis par des aides exercés.

Si le chirurgien est sans aides, il renversera la paupière sur laquelle il doit agir avec l'index de la main gauche, et placera l'extrémité du pouce de la même main sur le bord libre de la paupière ainsi renversée, pour l'assujettir et en même-temps pour faire faire à la petite tumeur la plus grande saillie possible sous la conjonctive; il incisera tranversalement cette membrane avec une lancette ou bien avec un petit bistouri convexe, cernera la base du kyste avec la pointe de son instrument pour détruire ses adhérences , puis, le pressant avec l'extrémité de l'indicateur gauche déjà placé derrière lui, il le fera glisser complètement au-dehors de l'incision ; il ne tiendra plus alors aux parties voisines que par son pédicule, qui sera facilement coupé avec les ciseaux courbes sur le plat. Il laissera ensuite la paupière reprendre sa situation naturelle.

En exécutant l'opération que je viens de décrire, il est inutile de se tourmenter pour enlever jusqu'aux plus légers vestiges de la tumeur lors même qu'elle s'ouvre pendant l'opération.

car une fois que la paupière a repris sa position, les larmes s'opposent à la réunion immédiate de la plaie, et toutes les petites portions du kyste qui peuvent avoir échappé à l'action des instruments se trouvent détruites et entraînées par la suppuration, sans qu'il soit nécessaire de s'en occuper (19). Dans tous les cas, si ce procédé naturel paraît trop lent, si les téguments tardent à revenir sur eux-mêmes à cause de la trop grande distension qu'ils ont éprouvée, il faut pour accélérer la guérison, renverser la paupière pour toucher avec la pierre infernale le fond de la petite plaie; on aura soin de laver l'œil immédiatement après avec du lait récemment trait. Mais le plus ordinairement on n'a pas recours à ce moyen, parce que dès le quatrième jour on n'aperçoit plus à l'extérieur les moindres vestiges de la tumeur, et si l'on soulève la paupière, on trouve la petite plaie très-superficielle recouverte de mucosité, et vers le huitième jour elle complètement cicatrisée.

Il est étrange de voir quelques-uns des plus célèbres écrivains de nos jours, critiquer cette

----

(1) Je ne parle ici que de petites portions presque imperceptibles du kyste, parce qu'il est impossible qu'il en reste d'autres, si l'on a l'attention de détacher toutes les adhérences de la tumeur, et de la faire proéminer sur la face interne de la paupière avant de l'exciser.

manière d'extirper les tumeurs cystiques des paupières, tandis qu'ils recommandent d'attaquer par la surface interne des joues les tumeurs de même nature qui se forment quelquefois dans l'épaisseur de ces derniers; on évite ainsi sûrement la lésion du canal de stenon, et de plus on obtient une guérison beaucoup plus prompte que si l'on eût incisé la peau. La méthode opératoire que j'ai décrite pour l'enlèvement des tumeurs cystiques des paupières a de même sur toutes les autres l'avantage d'être suivie d'une guérison prompte et facile, comme l'expérience l'a tant de fois démontré. Je ne parle pas de la facilité de son exécution.

Avant de terminer ce chapitre, je dirai quelque chose d'une espèce particulière de tumeurs cystiques qu'il n'est pas rare de rencontrer dans la pratique, et qui, sous quelque rapport, diffère essentiellement de celles dont j'ai parlé jusqu'ici. Ce sont de petits tubercules durs, indolents, un peu plus gros qu'un grain de millet, qui s'élèvent précisément sur le bord libre des paupières, entre les cils, et dont la couleur blanchâtre ressemble à celle du blanc d'œuf cuit. Quand on les examine, long-temps après leur apparition, on trouve qu'ils sont formés par une petite masse d'une substance en tout semblable au blanc d'œuf cuit, contenue dans une enveloppe transparente et très-fine, à laquelle

elle est étroitement unie. De tous les auteurs, Marc - Aurèle Séverin est celui qui a le mieux décrit cette maladie : *tuberculi cujusdam exigui in clivo palpebræ ciliari nascentis, et se cum pilis obliquè proferentis ; quod magnitudine, duritieque milii sementulam refert, si tantumodo flavum hujus colorem in exquisitum alborem intelligas mutatum.—Corticulam duriorem ac ferme corneolam huic tuberculo adverti ; usquè adeo ut medicamentis acerrimis, id est liquidis causticis, tentatum, nullam vel tactus, vel coloris mutationem senserit. — Continet molleculam chartæ bombicinæ madidæ similem portiunculam* (1).

Le siège de ces tumeurs se trouve précisément sur le bord libre des paupières; leur petitesse, la consistance de la matière qui les forme, la ténuité de leur enveloppe me semblent justifier le conseil que je donne de les extirper par la face interne des paupières. Cette opération ne présente aucune difficulté; il suffit d'embrasser la base de la petite tumeur entre les lames d'une paire de ciseaux courbes sur le plat, ou de la traverser avec la pointe d'une lancette, de manière à la séparer de la paupière en rasant le bord libre de cette dernière. Dès que le sang cesse de couler, on recouvre la petite plaie d'un mor-

---

(1) *De novis observ. absces.*, § *de miliolo exterioris palpebræ tuberculo.*

ceau de taffetas d'Angleterre; le lendemain, on
la touche avec la pierre infernale, et la nature
seule achève la cure; elle est complète après la
chûte de l'escarre (1).

Dixième observation.

Une petite fille de cinq ans portait depuis dix-
huit mois sur la paupière droite une tumeur
cystique grosse comme un petit pois. Pour en
faire l'extirpation, je couchai la petite malade
sur une table d'une hauteur convenable; sa tête
reposait sur un oreiller, ses bras et ses jambes
étaient fixés par des aides. J'ordonnai a l'un

---

(1) Lorsqu'il est impossible d'extirper les tumeurs cystiques
des paupières du côté de la conjonctive, il faut inciser transversalement les téguments et le muscle palpébral, accrocher
la tumeur avec une airigne, ou la saisir avec une pince,
la détacher des parties voisines à l'aide d'un bistouri convexe, et en faire l'extirpation complète. Il faut prendre garde
d'ouvrir le kyste dont la dissection deviendrait alors beaucoup plus difficile; le meilleur moyen d'éviter cet accident,
est de faire absorber après chaque coup de bistouri le sang qui
remplit la plaie. Si néanmoins le kyste se vide, on le saisit
avec des pinces, et on en excise le plus qu'on peut avec des
ciseaux; le pansement consiste à rapprocher les bords de
l'incision à l'aide d'une bandelette agglutinative, et à recouvrir l'œil d'un plumaceau de charpie qu'on fixe à l'aide d'une
compresse et d'une bande médiocrement serrée. (*Note des
Traducteurs.*)

d'eux, placé derrière elle, de relever la paupière supérieure droite en plaçant sur le bord libre l'extrémité d'un doigt de sa main droite , et l'index de sa main gauche sur la peau qui recouvrait la petite tumeur. Je me plaçai de côté, puis j'incisai légèrement au niveau de la base de la tumeur la membrane conjonctive, distincte dans cet endroit par sa couleur jaunâtre. Le petit corps folliculaire glissa presque entièrement entre les lèvres de la plaie qui n'avait pas beaucoup plus de deux lignes de longueur; je le saisis avec une pince, et j'en fis l'extirpation. La paupière supérieure reprit aussitôt sa position naturelle ; je la recouvris d'un plumaceau impregné d'eau végéto-minérale que je fixai à l'aide d'une bande.

La petite malade, d'abord très-peu raisonnable, se calma bientôt , et s'endormit; il survint pendant les trois premiers jours un gonflement inflammatoire léger de la paupière supérieure ; je la fis couvrir d'un sachet rempli d'herbes émollientes bouillies dans du lait ; depuis lors l'enfant se leva tous les jours avec sa gaîté accoutumée. Le neuvième jour, la paupière supérieure paraissait dans son état naturel; je la soulevai doucement , et vis la petite plaie entièrement fermée : à l'extérieur on n'apercevait pas la moindre trace de la maladie.

Onzième observation.

Un étudiant en médecine de cette école, nommé Louis Gozzani, désirant se débarrasser de la gêne et de la difformité que lui causait une tumeur cystique de la grosseur d'une fève, développée dans la paupière supérieure gauche, se soumit à l'opération en présence d'un grand nombre d'élèves.

Je renversai la paupière inférieure sur l'extrémité du doigt indicateur de ma main gauche, et la fixai dans cette position avec le pouce de la même main; de la droite, je pris une lancette, et j'incisai la conjonctive qui recouvrait la base du kyste; avec la pointe de mon instrument, je l'isolai entièrement des parties voisines, puis la pressant avec l'extrémité de mon doigt indicateur gauche, je la fis glisser entre les lèvres de la plaie, et l'emportai d'un seul coup avec des ciseaux courbes sur le plat. Je lâchai de suite la paupière qui reprit sa place naturelle.

Le malade n'éprouva pas plus de douleur que n'en cause ordinairement une saignée. Pendant les deux jours suivants, la paupière s'enflamma légèrement; on la couvrit d'un sachet rempli d'herbes émollientes. Le cinquième jour, le malade était si bien guéri qu'il eût été impossible de distinguer à la vue la paupière sur laquelle j'avais opéré. Le septième jour, M. Gozzani reprit ses occupations habituelles.

Douzième observation.

Une pauvre femme de quarante ans vint me consulter pour une tumeur cystique grosse comme le bout d'un doigt, qu'elle portait depuis plusieurs années sur la paupière supérieure gauche vers l'angle externe de l'œil; depuis quelques semaines seulement elle lui causait un sentiment de pesanteur insolite, et l'empêchait d'ouvrir l'œil. Je lui proposai de l'opérer; elle accepta, mais elle ne voulut pas rester dans l'hôpital; elle me promit d'exécuter ailleurs tout ce que je lui ordonnerais.

Je la fis asseoir; je relevai la paupière supérieure avec le pouce de la main gauche, et pressai fortement la petite tumeur avec l'indicateur de la même main pour lui faire faire le plus de saillie possible; à l'aide d'un bistouri convexe, j'incisai légèrement la conjonctive au niveau de la base de la tumeur : elle glissa de suite entre les lèvres de l'incision; avec la pointe de mon instrument portée entre elle et la membrane conjonctive, je la détachai entièrement, puis je la compris entre les lames de mes ciseaux courbes, et l'amputai d'un seul coup. La paupière reprit sa situation naturelle; je la couvris d'un plumaceau de charpie sèche maintenu par une simple bande. L'opération terminée, la malade retourna chez elle.

J'attendis vainement une semaine qu'elle me donnât de ses nouvelles; je ne la revis que beaucoup plus tard: elle était parfaitement guérie. Je lui demandai ce qu'elle avait éprouvé depuis l'opération; rien, me dit-elle, qu'un léger gonflement de la paupière pendant les trois premiers jours, ce qui ne l'empêcha pas de vaquer à ses occupations domestiques.

Treizième observation.

Un jour, en incisant la membrane conjonctive pour enlever une tumeur cystique de la grosseur d'un pois, située dans la paupière inférieure d'un jeune homme de dix ans, j'ouvris le kyste, d'où je vis sortir une matière laiteuse concrète; je le détachai des parties voisines, puis le soulevant à l'aide d'une pince, je l'emportai avec mes ciseaux courbes, mais je ne pus le déraciner de manière à ne pas en laisser quelques restes. Néanmoins, après avoir excisé une petite portion des bords de la plaie, je lâchai la paupière qui reprit sa place accoutumée.

Il y eut comme à l'ordinaire un léger gonflement inflammatoire de la paupière pendant les deux premiers jours; je la soulevai doucement sur la fin du quatrième, et je vis que le fonds

de la petite plaie était tapissé d'une lymphe
glutineuse. Le septième, elle était très-superficielle et presque cicatrisée. Le malade était entièrement guéri le neuvième jour ; on ne voyait
pas à l'extérieur les moindres traces de la maladie. Je pourrais citer un grand nombre de faits
analogues.

Quatorzième observation.

Un garçon cordonnier portait depuis plusieurs années une tumeur cystique située dans
le milieu de la paupière inférieure droite ; son
volume s'accrut au point d'égaler celui d'une
noix muscade ; la paupière commençait à se renverser, et les larmes tombaient sur la joue. J'ouvris cette tumeur en voulant l'extirper ; la matière laiteuse, moitié concrète, moitié fluide,
dont elle était remplie, sortit entièrement ; je
ne pus alors la séparer des parties voisines avec
toute l'exactitude que je désirais ; j'en enlevai
le plus qu'il me fut possible, puis je replaçai la
paupière, espérant que la nature, à l'aide de la
suppuration, détruirait le reste. Il survint un
gonflement inflammatoire de la paupière pendant les deux jours suivants : je la couvris
d'un cataplasme de lait et de mie de pain.
Le cinquième jour, je vis le fond de la plaie
couvert d'une mucosité purulente, la cavité s'ef-
façait, et son aspect indiquait une prochaine

cicatrisation. Quelques jours plus tard, elle paraissait stationnaire; on apercevait encore une légère saillie sur la paupière inférieure dans le point primitivement occupé par la tumeur. Je soulevai la paupière pour porter la pierre infernale sur la plaie, ce qui causa au malade une légère cuisson; j'eus la précaution de laver l'œil de suite avec du lait, et de continuer cette lotion pendant une demi-heure. Le jour suivant, la paupière se gonfla de nouveau, et la plaie suppura davantage; mais ensuite elle se resserra, et au bout de huit jours le malade sortit de l'hôpital parfaitement guéri.

CHAPITRE IV.

De l'irritation de l'œil causée par le contact des cils.

CETTE maladie connue sous le nom de *trichiasis*, se présente sous deux formes distinctes ; dans la première les cils se dirigent en arrière sans qu'il y ait aucune déviation du tarse ; dans la deuxième c'est le renversement du tarse qui change la direction des cils et les porte contre le globe de l'œil. La première forme de cette maladie est rare ; je ne l'ai vue qu'une seule fois et encore n'y avait-il que quelques cils dont la direction fut changée ; la deuxième espèce de *trichiasis*, est celle qui se rencontre communément dans la pratique ; elle est complette si le tarse est renversé dans toute sa longueur ; incomplette s'il ne l'est que dans une portion de son étendue, et cette portion est le plus ordinairement celle qui correspond à l'angle externe de l'œil. Quelquefois le trichiasis n'affecte qu'une paupière, d'autrefois les deux paupières du même œil, et, dans quelques cas, il se remarque sur les deux yeux à la fois.

A ces deux espèces de *trichiasis* dont je viens

de parler, les auteurs en ajoutent une troisième, qu'ils nomment *distichiasis*, et qu'ils supposent produite par une double rangée de cils; mais cette troisième espèce n'existe pas réellement; et ceux qui l'ont admise, ont mal observé la disposition naturelle des cils, décrite depuis long-temps par *Albinus*(1) et par *Winslow* (2). En effet quoique ces petits poils paraissent disposés sur une seule ligne, si l'on remarque attentivement leur racine, on verra qu'ils naissent sur deux ou trois rangs et même sur quatre à la paupière supérieure; leur situation est d'ailleurs fort irrégulière; ils sont pour ainsi dire pêle-mêle. On conçoit d'après cela qu'il est facile de prendre ceux qu'on voit s'écarter des autres et se diriger en sens contraire, pour une rangée surnuméraire, tandis qu'il n'y a rien d'insolite ni dans leur nombre, ni dans leur origine.

Il n'est pas facile de déterminer avec précision la cause du trichiasis qui ne dépend pas de l'introversion du tarse; on l'attribue généralement aux ulcères de ce dernier qui déterminent la chute des cils, et aux cicatrices qui empêchent ceux qui repullulent de prendre la direction des premiers; mais il faut convenir que cette cause n'est pas la seule, puisque j'ai

----

(1) *Acad. Annotat.*, lib. III, cap. VII.
(2) *Exposit. anat. Traité de la Tête*, § 278.

vu des malades chez lesquels deux ou trois cils se dirigeaient contre le globe de l'œil sans que le tarse présentât ni ulcération, ni cicatrices.

Quant à moi je pense que les cicatrices qui se forment quelquefois sur le tarse, produiraient plutôt la seconde espèce de *trichiasis* que la première; car les petits ulcères qu'elles remplacent, ont ordinairement le caractère rongeant; si on les néglige, ils détruisent une portion de la conjonctive; puis à mesure qu'ils se cicatrisent ils se resserrent sur eux-mêmes, et tirent par-conséquent en dedans le tarse et les poils qu'il soutient. Ces petits ulcères n'occupent pas toujours toute l'étendue du bord libre des paupières; on ne les voit quelquefois que sur une longueur de deux ou trois lignes, tantôt sur le milieu du tarse, tantôt vers l'angle externe de l'œil; aussi n'observe-t-on souvent, après leur cicatrisation, que la déviation des cils seulement qui croissent sur le point qu'ils occupaient; enfin dans tous les cas de *trichiasis* incomplet produit par des cicatrices du bord libre des paupières on voit clairement, avec un peu d'attention, que le tarse et les cils n'ont éprouvé de déviation que dans le point primitivement occupé par les ulcérations, et si l'on renverse les paupières, on trouve dans la paleur, la rigidité et les callosités de la portion de conjonctive correspondante, la cause évidente du renversement du cartilage tarse, et de l'introversion des cils contre le globe de l'œil.

Il est encore d'autres causes capables de produire les mêmes effets ; les vieilles ophthalmies qui s'exaspèrent de temps en temps, comme font ordinairement celles qui sont dûes au vice scrophuleux, à la variole, tiennent pendant long-temps la peau des paupières dans un état de distension et d'œdématie auxquelles succède, plus tard, un relâchement qui permet au cartilage tarse, privé d'un appui suffisant, de s'incliner vers le globe de l'œil, de se replier en dedans et d'entraîner les cils dans la même direction. On voit encore quelquefois, indépendamment du relâchement de la peau, le même effet résulter du ramollissement du cartilage tarse lui-même occasionné par une abondante et longue sécrétion puriforme des follicules de Meïbomius; ce cartilage devient incapable de se soutenir et de conserver sa courbure naturelle ; il s'affaisse en arrière et entraine contre le globe de l'œil les cils qui le recouvrent.

Toutes ces causes assez souvent simultanées, coexistent encore quelquefois avec les cicatrices du tarse. Quelques auteurs (1) assurent que le trichiasis peut quelquefois dépendre de la con-

______

(1) *Bell system of surgery*, vol. III, pag. 276.

traction spasmodique du muscle orbiculaire des paupières ; j'avoue que je n'ai pas observé ce cas ; je crois même difficilement que le spasme du muscle orbiculaire, quelque fort qu'il soit, puisse jamais produire le renversement du tarse et des cils ; d'ailleurs dans cette cause du trichiasis ne serait que temporaire.

Il suffit d'avoir quelques notions chirurgicales, pour se faire une idée de l'irritation que doit produire le frottement continuel des cils contre le globe de l'œil. Ce qui aggrave encore le mal, c'est que ces poils croissent avec plus de force que ceux qui n'ont pas éprouvé de déviation. Dans les cas où la maladie n'occupe qu'un œil, la gêne n'en existe pas moins des deux côtés. L'œil sain ose à peine se mouvoir, pour ne pas provoquer les mouvements de l'autre. Les personnes affectées de cette maladie ont en général les deux yeux très-irritables, et ne supportent que difficilement la lumière. Quand le trichiasis est incomplet, le malade conserve encore la faculté d'ouvrir les paupières ; mais le plus souvent il ne peut écarter que leur partie interne ; c'est pourquoi, quand il veut voir, il incline sa tête et le cou d'une manière désagréable. Cette habitude produit à la longue, dans le jeune âge, une courbure vicieuse de la tête et de l'épaule, qui s'efface difficilement, même après la guérison du trichiasis. En outre, les enfants qu'impatiente la douleur se frottent les yeux à chaque instant, ce qui aggrave les conséquences de la maladie, telles que l'ophthalmie chronique variqueuse, les nuages et les ulcères de la cornée.

Le traitement du *trichiasis* le plus ordinaire, c'est-à-dire, de celui qui n'est que l'effet d'une inclinaison vicieuse du tarse et des cils ; que cette inclinaison résulte de cicatrices formées sur le bord libre des paupières, à la suite d'ulcères rongeants de cette partie, qu'elle dépende, au contraire, du relâchement de la peau des paupières, du ramollissement du cartilage tarse, ou de toutes ces causes réunies, le traitement, dis-je, consiste à ramener le tarse en dehors, pour lui rendre, en même temps qu'aux cils qui le recouvrent, sa situation naturelle. On remplit complètement cette indication, en enlevant, près du bord libre des paupières, une petite portion de peau ; à mesure que la plaie se resserre le tarse s'éloigne du globe de l'œil, et trouve dans la cicatrice extérieure un point d'appui qui le retient dans sa direction naturelle.

Je ne crois pas qu'après tant d'inutiles essais, personne se flatte aujourd'hui de la vaine espérance de guérir cette maladie, en extirpant les cils , en les fixant au dehors à l'aide d'aggutinatifs , en détruisant leur bulbe avec

des caustiques ou le fer rouge, et moins encore en excisant une portion du bord libre des
paupières, ou bien en incisant l'orbiculaire palpébral, dans la supposition que la maladie dépend d'un spasme de ce muscle. La pratique a
fait justice de tous ces moyens, suggérés par
une théorie que ne justifie pas l'expérience; ils
sont tous insuffisants ou nuisibles, plus capables
d'exaspérer le mal que de le guérir; quelques-
uns peuvent même occasionner des affections
plus graves que le trichiasis (1).

La chirurgie ne connaît pas de moyen plus
efficace pour la guérison de cette maladie que
l'opération vantée par Kokler (2), déjà connue
du temps de Rhases, et qui consiste à exciser,
comme je l'ai dit plus haut, une portion de la
peau des paupières, près de leur bord libre,
opération qui, réduite à sa plus grande simplicité, s'exécute facilement, cause peu de douleur, et produit une guérison prompte et sûre.
La suture que lui associaient les anciens est jus-

---

(1) Ceux qui conseillent l'emploi du fer rouge dans le cas où
deux ou trois poils seulement sont déviés, prouvent leur in-
expérience; car, outre la difficulté d'appliquer ce moyen
précisément sur le point d'où naissaient les poils extirpés, il
est rare que l'on puisse apprécier exactement le lieu correspondant à leur racine qui peut être loin de l'endroit que l'on
cautérise.

(2) *Versuch einer neven beilart der Trichiasis*, Leipsig, 1796.

7

tement abandonnée, ainsi que le vain appareil de leurs instruments. Voici comment se pratique cette opération : On fait asseoir le malade, si c'est un adulte ; si c'est un enfant, on le place sur une table d'une hauteur convenable. Dans tous les cas, un aide placé derrière lui, fixe sa tête. L'opérateur avec la pointe d'une sonde, ramène au dehors les cils qui touchent l'œil, puis soulève avec une pince, ou bien avec le pouce et l'indicateur (ce qui réussit également bien, et même mieux dans beaucoup de cas), une portion des téguments de la paupière affectée, précisément au milieu de l'espace correspondant au trichiasis qui, comme je l'ai dit, occupe tantôt toute l'étendue, tantôt seulement la moitié, ou même le tiers du tarse. Il est essentiel que la hauteur de ce pli soit proportionnée au relâchement des téguments et à l'étendue du renversement du tarse. La raison en est claire ; c'est que plus on soulève de peau, plus on en retranche. Le meilleur moyen pour se rapprocher le plus possible du tarse, est de placer le pouce sur la paupière, et de replier sur sa pulpe, à l'aide du doigt indicateur, assez de peau pour ramener au dehors le tarse et les cils. Opère-t-on un adulte, on lui recommande d'ouvrir l'œil, dès que le pli des téguments est formé ; ce dernier aura les dimensions convenables , si au même instant la pau-

pière et les cils reprennent leur situation naturelle
Il est rare que les enfants puissent se prêter à une
telle épreuve; on est obligé, chez eux, d'agir
par approximation.

Les pinces de *Bartisch*, de *Verdin*, celles
modifiées par *Ravius*, dont on se servait autrefois, avaient l'inconvénient de soulever également les téguments d'un côté à l'autre de la
paupière; de sorte qu'on en excisait trop à ses
extrémités, et trop peu vers son milieu. En se
servant, au contraire, de petites pinces à disséquer, ou même, comme je l'ai dit, du doigt
indicateur et du pouce, on soulève la peau précisément au milieu de l'espace qu'occupe le trichiasis; il suit nécessairement de là que l'on
forme une plaie ovale, dont le plus grand diamètre correspond à la partie moyenne de la
paupière, tandis que le plus petit se trouve vers
ses angles. La cicatrice se cache sous les plis
naturels de la peau, et l'on ne risque pas de
faire naître un vice de conformation contraire
à celui que l'on a guéri, je veux dire le renversement en dehors de la commissure des paupières.

J'ajoute à ce que je viens de dire relativement au siège et à la forme du petit lambeau de
téguments que l'opérateur excise, qu'il est très-
important de se rapprocher le plus possible du
bord libre du tarse; autrement celui-ci pourrait

conserver, même après la guérison de la plaie, son inclinaison vicieuse, ou du moins ne pas se relever assez pour que les cils s'éloignent du globe de l'œil. En effet, bien que le raccourcissement total de la peau des paupières soit toujours proportionnel à la perte de substance qu'elles éprouvent, il peut néanmoins arriver que le resserrement partiel de la portion qui longe leur bord libre, ne suffise pas pour le ramener au-dehors; il faudrait alors recommencer l'opération.

Les choses étant disposées comme je l'ai dit, l'opérateur soulève le lambeau de téguments qu'il veut enlever, à l'aide d'une pince, ou, s'il l'aime mieux, entre l'indicateur et le pouce de la main gauche, et l'emporte d'un seul coup avec des ciseaux à bec de *grue* (1), bien affilés, dont il a eu soin de placer une lame tout près du bord libre de la paupière. Si la maladie existe sur les deux paupières, ou des deux côtés à-la-fois, il répète de suite l'opération que je viens de décrire, en proportionnant toujours l'étendue de la rescision au degré du renversement de chaque paupière. Il est inutile pour réunir la plaie, de pratiquer la suture, moyen cruel, que n'ont pas encore abandonné la plu-

----

(1) Planche 3, fig. 2.

part des chirurgiens; il suffit de tenir le sourcil abaissé, si l'opération a été pratiquée sur la paupière supérieure, et, dans le cas contraire, de presser de bas en haut la peau qui couvre le bord inférieur de l'orbite, pour que les lèvres de la plaie ne demeurent pas écartées; on assure parfaitement leur contact mutuel, à l'aide de quelques bandelettes fixées sur la région malaire et le bord supérieur de l'orbite, ou mieux encore au moyen d'un bandage analogue au *monoculus*, dont on dirige les tours sur deux compresses appliquées, l'une sur le sourcil, l'autre sur l'os malaire. Si les chirurgiens ont cru devoir, dans ce cas, pratiquer la suture, c'est sans doute parce que les téguments se rétractent tellement après la déperdition qu'ils viennent d'éprouver, que la paupière semble être entièrement dénudée; mais ce n'est là qu'une apparence trompeuse, parce que le sourcil n'est pas plutôt déprimé, à l'aide du bandage et de la compresse dont j'ai parlé, que la paupière se recouvre, et que les lèvres de la plaie se mettent en contact immédiat, sans qu'il soit nécessaire de les coudre. Gendron (1) est du petit nombre de ceux qui dans cette circonstance préfèrent les bandelettes à la suture; il a souvent observé les mauvais effets de cette opération, laquelle

____

(1) *Traité des Maladies des Yeux*, tome I, page 243.

est suivie d'une tension inflammatoire tellement forte, que les points de suture se rompent. La pratique m'a démontré la justesse de son opinion au grand avantage de mes malades, et l'opération elle-même est désormais d'une exécution prompte et facile.

Dès le troisième ou quatrième jour, à la levée du premier appareil, le malade ouvre facilement l'œil; le tarse et les cils ont repris leur situation et leur direction naturelles. Dès-lors le bandage devient inutile. Dans des cas de trichiasis partiel, occupant tantôt le tiers, tantôt la moitié de l'étendue du tarse, j'ai souvent eu la satisfaction de trouver chez des personnes qui avaient la peau très-extensible, la plaie cicatrisée à la levée du premier appareil; mais lorsque la plaie n'est pas complètement réunie, lorsqu'elle paraît devoir suppurer, on la couvrira d'une compresse recouverte d'onguent de céruse, et on la touchera de temps en temps avec la pierre infernale, jusqu'à parfaite cicatrisation. Quatorze jours au plus suffisent ordinairement pour la guérison du malade. J'en ai dit assez sur la cure radicale de la deuxième espèce du *trichiasis*.

Quant à la première forme de cette maladie, heureusement très-rare, c'est-à-dire celle dans laquelle les cils se dirigent contre le globe de l'œil, sans que le tarse ait éprouvé aucune déviation, le traitement en est très-difficile, si toutefois il est connu , car il est démontré que l'arrachement des cils et la cautérisation de leur bulbe, sont des moyens insuffisants (1), et que le renversement du tarse en dehors expose le malade à un larmoiement continuel, accompagné d'un engorgement chronique de la conjonctive. L'art offre donc une imperfection visible sur ce point, qui réclame toute l'attention des chirurgiens. Dans le seul cas de cette maladie que j'ai observé, comme je l'ai dit plus haut, deux ou trois poils seulement se dirigeaient contre le globe de l'œil. Il me parut impossible de leur rendre leur direction naturelle; mais je m'aperçus qu'il suffisait, pour les tenir à distance de la cornée, de renverser légèrement le tarse, sans qu'il y eut le moindre danger de voir les larmes tomber sur la joue. Je résolus donc d'opérer mon malade; mais je ne crus pas devoir m'astreindre aux règles que j'ai tracées plus haut, à cause de la rigidité du tarse. Avec le dos d'une lancette, je fis à la peau qui longeait le bord libre de la paupière, une incision longue de trois lignes, puis j'en excisai une petite portion de même longueur, et large seulement d'une

---

(1) M. Demours dit avoir quelquefois employé ces moyens avec succès; mais il avoue que, dans des cas de ce genre, il a plus souvent échoué que réussi.

(1) Observation 19. (*Note des Traducteurs*).

ligne; l'issue de cette opération , aussi heureuse que le permettait la nature du mal, ne fut cependant pas telle qu'elle m'autorise à proposer la méthode que j'ai suivie comme parfaite, et susceptible d'une application générale.

Après la disparition du trichiasis, il ne reste plus qu'à combattre sa cause en même temps que les effets de l'irritation de l'œil ; les indications sont ordinairement de rendre du ton aux vaisseaux de la conjonctive, de dissiper l'engorgement des glandes de Meïbomius, et de rétablir la transparence de la cornée. Je traiterai toutes ces choses en détail aux chapitres de l'ophthalmie et du nuage de la cornée.

Le célèbre Albinus est le seul, si je ne me trompe, qui ait observé le trichiasis de la caroncule lacrymale ; il rapporte un cas de cette maladie que la lecteur verra sans doute avec plaisir. *In subtilibus illis pilis, quos Morgagnus in caruncula lacrymali animadvertit, trichiasis speciem vidi. Unus eorum increverat præter naturam crassior longior-que atque ita se incurvans, ut globum oculi extremá parte attingeret. Consecuta est oculi inflammatio dira, cruciatu tetro , et, quod causa non intelligebatur, pertinax. Adhibita fuerunt quæcumque suggerere ars potuerat, et empiria : collyria, epispastica, purgantia, sanguinis missiones, fonticuli, dicta. Quum nihil proficeretur, forte itum ad me. In causam si invenire*

*possem inquirens, ecce pilus. Quo evulso, subsedit
malum.* L'auteur nous laisse regretter un éclair-
cissement très - important, puisqu'il ne dit pas
si le poil a reparu (1).

---

(1) Deux opérations nouvelles ont été récemment imagi-
nées en Angleterre par MM. Crampton et Saunders pour la
guérison du trichiasis. Le premier de ces chirurgiens propose de fendre verticalement le bord libre du tarse, de
chaque côté de son introversion, puis de réunir ces deux
sections par une troisième transversale qui n'intéresse que
la conjontive; toute la portion renversée de la paupière,
devient alors complètement mobile : il est facile de la re-
dresser à l'aide de quelques aglutinatifs ou d'un instrument
suspenseur. M. Crampton assure qu'elle conserve après la
guérison de la plaie sa rectitude naturelle; il a une fois pratiqué cette opérati on avec le plus grand succès.

M. Saunders approuve le procédé de son compatriote,
mais il ne le croit applicable qu'au trichiasis récent; il regarde
comme vaines toutes les tentatives que l'on pourrait faire
pour rendre au tarse sa direction première, toutes les fois
que la conjonctive palpébrale s'est ulcérée à la suite d'ophthalmies nombreuses; son extirpation lui parait alors indispensable. Cette opération, est selon lui, facile dans son
exécution, sûre dans ses résultats, et laisse très-peu de difformité; il la pratique de la manière suivante : après avoir
étendu la paupière sur une plaque de cuir ou d'argent figurée de manière à pouvoir s'insinuer entre elle et le globe
occulaire, il incise transversalement la peau et le muscle
palpébral, depuis le point lacrymal jusqu'à l'angle externe
de l'œil, immédiatement derrière la racine des cils, décou-
vre la surface antérieure du cartillage tarse, et l'enlève entière-

Quinzième observation.

Une paysanne de Trunello, âgée de 35 ans, nommée Thérèse Ballermi, perdit presque entièrement la vue à la suite d'une ophthalmie qui dura cinq ans; il lui était impossible de soulever ses deux paupières supérieures extrêmement re-

---

ment après avoir divisé la conjonctive qui la retenait. Cette opération que M. Saunders a plusieurs fois exécutée, ne lui a jamais présenté d'autres difficultés qu'un léger embarras causé par la présence du sang assez abondamment versé par les artères ciliaires; tout pansement est inutile; il suffit de tenir l'œil couvert pendant quelques jours.

L'opération décrite par M. Scarpa, nous paraît avoir sur celles de MM. Crampton et Saunders, l'avantage d'une plus grande simplicité; nous pensons que l'on ne doit recourir à ces dernières que dans les cas rares ou la première serait inefficace.

M. Saunders a vu le trichiasis produit par deux causes que n'indiquent pas ordinairement les auteurs; l'une était une tumeur cystique développée entre la conjonctive et le cartillage tarse, qui, pressant d'arrière en avant le bord orbitaire de celui-ci, forcait son bord libre de se renverser contre le globe de l'œil; l'autre résultait de l'engorgement et de l'induration de cette portion de la conjonctive qui se réfléchit de dessus la paupière sur le globe de l'œil sous le nom de conjonctive oculaire. Dans ces deux cas l'indication est évidente : il faut extraire les tumeurs, ou resciser une portion de la conjonctive tuméfiée. (*Voyez Crampton's essay on entropeon, etc. Saunder's obs. on Several pratical point relative to the diseases of theeye.* (*Note des Traducteurs*)

lâchées et couvertes de rides ; de chaque côté, le tarse et les cils étaient repliés en dedans contre le globe de l'œil qu'ils irritaient fortement, la malade ne recevait un peu de lumière que par l'angle interne de l'œil gauche, où le tarse était un peu moins renversé qu'ailleurs. La cornée droite paraissait complètement opaque ; la gauche était seulement obscurcie par un nuage. Un chirurgien de campagne avait plus d'une fois, mais vainement, arraché un à un les cils déviés.

La malade fut admise dans l'hôpital. Je fis avec le pouce et l'indicateur, aux téguments de la paupière supérieure gauche et près de son bord libre, un pli que j'eus soin de soulever en dehors plus qu'en dedans. Après m'être assuré que le tarse et les cils avaient repris leur direction naturelle, je l'excisai d'un seul coup avec des ciseaux à bec de grue. Je rapprochai de suite les lèvres de la plaie dont j'assurai le contact à l'aide de quelques bandelettes de taffetas gommeux, et surtout au moyen d'une compresse appliquée sur le sourcil et maintenue par un bandage analogue au *monculus*. Je répétai de suite la même opération sur la paupière supérieure droite. Le troisième jour, à la levée du premier appareil, la malade ouvrait facilement les yeux ; le tarse et les cils de l'une et de l'autre paupière avaient repris leur situation naturelle,

Il ne restait de chaque côté qu'une petite plaie dont la largeur ne dépassait pas une ligne. Couverte d'une compresse enduite d'onguent de céruse, touchée de temps en temps avec la pierre infernale, elle se cicatrisa complètement dans l'espace de douze jours. L'usage du collyre vitriolique et de l'onguent ophthalmique de Janin, continué pendant un mois, dissipa les suites de l'ophthalmie chronique et rendit à la cornée de l'œil gauche toute sa transparence. L'œil droit était affecté d'un leucoma incurable.

Seizième observation.

M. le comte N. âgé de 10 ans, sujet depuis son enfance à de fréquentes ophthalmies, ne pouvait plus élever sa paupière supérieure gauche. Il conservait à peine la faculté de soulever la droite, dans l'étendue de deux ou trois lignes vers son angle externe, de sorte qu'il était obligé, pour voir, de tordre le cou et de regarder de travers avec l'œil droit. Le tarse et les cils de la paupière supérieure gauche renversés en dedans s'appliquaient presque entièrement contre la cornée soumise de cette manière à un frottement très-nuisible. Le tarse et les cils de la paupière supérieure droite conservaient vers son angle externe leur situation naturelle; mais dans le reste de son étendue, tous les cils se dirigeaient contre le globe de l'œil. La cornée gauche était opaque et parsemée de taches très-denses; la droite était simplement obscurcie par des nuages. On extirpa cinq fois à diverses époques les cils de ce jeune homme, et on cautérisa leur bulbe avec la potasse caustique; mais ils repullulaient toujours avec plus de force; il fut question d'emporter une portion du bord libre des paupières affectées. Tel était l'état de cette maladie lorsque j'entrepris de la guérir. Le jeune malade qu'on avait tant de fois inutilement tourmenté, montrait peu de docilité; je crus devoir m'assurer de lui en le faisant tenir sur un lit par des aides exercés.

A l'aide d'une pince je soulevai la peau de la paupière supérieure droite dans le voisinage du tarse de manière à former un pli, dont la partie la plus élevée correspondait au grand angle de l'œil, pour les raisons exposées plus haut; je l'enlevai d'un seul coup avec mes ciseaux à bec de grue. Je pratiquai la même opération sur la paupière gauche, mais avec cette différence qu'ici la partie la plus saillante du pli correspondait à sa partie moyenne. Les personnes étrangères à l'art, qui assistaient à l'opération, furent effrayées quand elles virent la peau se retirer et laisser à nu les deux paupières supérieures. Je déprimai les sourcils pour rapprocher les bords des deux plaies que je réunis à l'aide de bandelettes de taffetas gommeux ; j'assurai cette réunion au moyen de compresses fixées par une bande sur les os malaires et sur les sourcils ; les paupières se recouvrirent entièrement. Je fis prendre au malade une émulsion dans laquelle entraient neuf gouttes de laudanum ; il s'endormit peu de temps après. Je n'eus pas à me plaindre de son indocilité pendant tout le reste du traitement.

Je levai le premier appareil le cinquième jour. Le jeune malade ouvrait facilement les deux yeux ; le tarse et les cils s'écartaient assez du globe de l'œil pour ne pas l'offenser ; ils n'avaient cependant pas repris tout-à-fait leur position naturelle, parce que les petites plaies suppurèrent plus que de coutume, et se couvrirent de fongosités qui s'opposèrent au rapprochement de leurs bords ; touchées à plusieurs reprises avec la pierre infernale et pansées avec l'onguent de céruse, elles se cicatrisèrent dans l'espace de quinze jours pendant lesquels on vit le tarse et les cils s'éloigner progressivement du globe de l'œil et reprendre enfin leur situation naturelle. L'usage de l'onguent ophthalmique de Janin, continué pendant quarante jours, et celui du collyre vitriolique rendirent aux vaisseaux variqueux de la conjonctive toute leur tonicité ; les nuages de la cornée de l'œil droit se dissipèrent entièrement ; mais la cornée gauche ne recouvra qu'en partie sa transparence.

Dix-septième observation.

J'entrepris la cure d'une vieille paysanne que toute sa famille croyait tout-à-fait aveugle depuis plusieurs années ; de fréquentes ophthalmies avaient occasionné chez elle un relâchement extrême des deux paupières supérieures avec introversion de leur bord libre. Je reconnus en écartant les paupières que les cils frottaient contre le globe de l'œil, et que la cornée avait en grande partie perdu sa transparence sur les deux yeux ; je ne m'apperçus pas en faisant cet examen que du côté gauche il y avait de plus renversement en dedans d'une petite portion du tarse et de quelques cils de la paupière inférieure.

Le relâchement de la peau des deux paupières supérieures était tel chez cette femme, qu'au lieu de la soulever avec des pinces je me servis du pouce et de l'indicateur de la main gauche ; je fis d'abord sur la paupière supérieure droite , et près de son bord libre, un pli considérable que j'emportai avec les ciseaux ; le lambeau séparé avait la forme d'un ovale dont le grand diamètre transversal , aboutissait de chaque côté aux angles de la paupière , tandis que le petit , dirigé verticalement, correspondait à sa partie moyenne. Je répétai de suite la même opération sur la paupière supérieure gauche, et j'appliquai sur l'une et l'autre l'appareil ordinaire composé de bandelettes agglutinatives, et de compresses fixées à l'aide d'une bande sur les sourcils et l'os malaire.

Au bout de trois jours, je pansai la malade pour la première fois ; je la trouvai dans un état très-satisfaisant; elle ouvrait assez facilement les yeux, le tarse et les cils des deux paupières avaient repris leur situation naturelle , les petites plaies étaient réduites à une trace linéaire et paraissaient devoir se cicatriser promptement. J'observai néanmoins que la malade éprouvait encore quelque douleur, et versait des larmes en fermant et en ouvrant l'œil gauche; les mouvements de l'œil droit au contraire s'exécutaient avec la plus grande liberté; je ne tardai pas à reconnaître qu'il y avait un trichiasis partiel de la paupière inférieure gauche occupant sa partie externe dans l'étendue de deux lignes; j'aperçus en même temps sur le bord de cette paupière des cicatrices pâles et calleuses, suites d'ulcères rongeants qui me parurent être la cause de cette maladie. Je fis avec une lancette une incision longue d'environ quatre lignes le long du tarse renversé ; j'excisai ensuite à l'aide d'une pince et d'un bistouri , une portion ovalaire de peau d'une largeur proportionnée à l'étendue du renversement , et je rapprochai les bords de l'incision au moyen de quelques bandelettes de dyachilon. La plaie suppura ; je fus obligé de la toucher plusieurs fois avec la pierre infernale , et le tarse et les cils reprirent complètement leur situation naturelle.

Malgré l'usage assidûment répété pendant un mois de l'onguent ophthalmique et du collyre vitriolique , je ne pus rétablir qu'en partie la transparence des deux cornées , tant était grande la consistance de l'humeur épanchée entre les lames de ces membranes. Peut-être aussi l'âge avancé de la malade contribua-t-il à rendre la cure incomplète , car elle avait près de 60 ans; elle pouvait néanmoins distinguer les couleurs et le pourtour des corps. Elle quitta l'hôpital fort contente de ne plus éprouver les douleurs que lui causait son trichiasis.

Dix-huitième observation.

Mademoiselle R.... de Rovescala , jeune fille de neuf ans, d'une constitution scrofuleuse, contracta la galé, étant encore à la mamelle. A l'âge de sept ans elle fut atteinte d'une ophthalmie rebelle qui se fixa sur les deux conjonctives palpébrales : l'œil droit était plus fortement affecté que l'autre ; il y avait aussi de ce côté des ulcérations sur la partie interne du tarse et sur quelques points de l'union de la sclérotique avec la cornée. Après s'être inutilement soumise pendant deux ans à l'usage d'une foule de médicaments locaux et généraux, la petite malade perdit presque entièrement la faculté d'ouvrir l'œil droit. Des deux côtés les tarses étaient calleux, couverts de croutes et de chassie, mais ceux de l'œil droit étaient de plus renversés en dedans conjointement avec les cils ; toutefois le trichiasis de la paupière inférieure n'était que partiel et occupait sa partie externe. Le frottement des cils sur l'œil droit était tellement incommode que la malade ne pouvait s'empêcher d'y porter continuellement la main. Je la plaçai sur une table dans une position horizontale, la tête un peu relevée et fortement assujettie par des aides habiles et spécialement par M. Gianni, chirurgien distingué de cet hôpital ; je soulevai entre mes doigts les téguments de la paupière supérieure droite, de manière à former un pli plus large en dehors qu'en dedans, que j'excisai d'un seul coup avec des ciseaux bien affilés ; j'emportai de cette manière une portion ovalaire de la peau qui bordait le bord libre du tarse. Je répétai la même opération sur la paupière inférieure droite, en proportionnant l'étendue du lambeau à celle du trichiasis moins considérable de ce côté. Dès que le sang ne coula plus, j'appliquai l'appareil ordinaire, c'est-à-dire des bandelettes agglutinatives, et deux compresses fixées sur le sourcil et l'os malaire, à l'aide d'un bandage analogue au *monoclus.*

Je fis prendre quelques gouttes de laudanum à la malade, immédiatement après l'opération, pour favoriser le sommeil, mais il ne fut pas possible de la tenir au lit. Il ne survint aucun accident remarquable. Le troisième jour, à la levée du premier appareil, je trouvai, au grand étonnement des assistants, que la petite malade ouvrait très-bien l'œil droit, que le tarse et les cils avaient repris leur situation naturelle, et que les deux petites plaies étaient parfaitement réunies ; mais, chose singulière, les cils auparavant déviés, avaient acquis une longueur excessive, comparativement à celle des autres.

Pour compléter la cure, je couvris les deux cicatrices avec un linge enduit d'onguent de céruse, et je m'attachai sur-tout à fortifier les vaisseaux variqueux de la conjonctive, et à dissiper les nuages qui troublaient la transparence de la cornée de l'œil droit. J'obtins, dans l'espace de quarante jours, tout le succès qu'il était permis d'espérer, en insistant sur l'usage de la teinture thébaïque de la pharmacopée de Londres, de

8.

l'onguent ophthalmique, et du collyre vitriolique.

Dix-neuvième observation.

Lorenzo Crivelli de Montallo, âgé de vingt-
six ans, d'une forte constitution, n'ayant jamais eu d'ophthalmie, se leva, l'un des premiers jours du mois de mai de l'année 1798,
avec un prurit tellement incommode dans l'œil
droit, qu'il ne pouvait se dispenser d'y porter continuellement la main. Cette sensation
pénible, promptement suivie de l'inflammation
de l'œil, s'accrut à tel point les jours suivants,
que le malade craignant de perdre la vue de ce
côté, se rendit à l'hôpital.

On voyait vers le milieu de la paupière inférieure, et dans une étendue de deux lignes, un
écartement des cils en divers sens. Trois d'entre
eux, sortant de la face interne du tarse, se dirigeaient obliquement vers le globe de l'œil, et
touchaient en partie le disque inférieur de la
cornée, en partie la conjonctive qui dans cet
endroit présentait une tache formée, par une
petite extravasation sanguine. Il n'y avait pas la
moindre déviation du tarse.

Persuadé que l'arrachement des cils n'eut
produit qu'une guérison temporaire, convaincu de l'insuffisance de tous les moyens proposés jusqu'à ce jour pour les ramener au-

dehors, tels que les agglutinatifs, les ligatures, etc., observant d'ailleurs qu'il suffisait chez le malade dont je parle, de renverser légèrement le tarse en-dehors dans le court espace occupé par le trichiasis, pour écarter suffisamment les cils du globe de l'œil, sans produire aucune difformité remarquable, je pris le parti d'exciser une petite portion des téguments de la paupière.

Le malade étant assis, la tête penchée en arrière, je chargeai un aide de tendre la paupière inférieure droite, sur laquelle je fis avec une lancette, une incision longue de quatre lignes, immédiatement au-dessous de son bord libre; puis soulevant la peau avec une pince, j'en excisai un petit lambeau de forme ovale qui avait quatre lignes de long, et deux lignes et demie dans sa plus grande largeur; j'appliquai sur la petite plaie un linge enduit d'onguent digestif simple, et je fixai une compresse sur l'os malaire, à l'aide d'un bandage analogue au *monoclus*.

Deux jours après, à la levée du premier appareil, je trouvai la plaie réunie, et les trois cils ramenés au-dehors. Le malade se trouvait infiniment soulagé; un seul poil, le plus long des trois, touchait encore légèrement la cornée : je dis légèrement, puisque le malade ne s'en plaignait pas, et que les taches de la conjonctive étaient déja presqu'entièrement dissipées. Ce jour-là et les trois suivants, je touchai la plaie avec la pierre infernale, pour détruire un peu plus de peau, et augmenter le renversement du tarse: la cicatrice était complète cinq jours après. Le cil dont je viens de parler, qui conservait encore une inclinaison vicieuse, ne touchait plus la cornée, mais restait étendu le long de la partie interne du tarse de la paupière inférieure, sans causer au malade ni larmoiement, ni douleur. Je crus avoir suffisamment atteint le but que je devais me proposer, et je permis au malade de retourner chez lui.

CHAPITRE V.

Du relâchement de la paupière supérieure.

L'opération décrite dans le chapitre précédent convient encore pour guérir le relâchement de la paupière supérieure, lorsqu'il n'est pas compliqué de l'introversion des cils. Cette affection ne peut avoir de suites fâcheuses ; mais elle oblige le malade à soulever la paupière supérieure avec ses doigts, pour apercevoir les objets.

Le prolapsus de la paupière supérieure est rarement un vice congénital ; il dépend le plus ordinairement de l'engorgement humoral qui succède chez les sujets d'une constitution molle, aux ophthalmies chroniques, opiniâtres, ou bien à l'application trop long-temps continuée des topiques relâchants. Cette maladie reconnaît aussi pour cause l'atonie du muscle élévateur de la paupière supérieure, quelquefois compliquée de la paralysie du nerf optique : ce dernier accident n'est pas rare à la suite des fortes contusions des paupières et de l'œil ; enfin le prolapsus de la paupière supérieure peut dépendre du spasme du muscle orbiculaire ; mais alors il n'est que momentané (1).

Il est facile, à l'aide des circonstances commémoratives, de reconnaître si l'allongement de la paupière supérieure est congénital, ou s'il dépend d'un engorgement humoral, de l'application prolongée des émolliens, ou de ce que le malade a tenu long-temps son œil fermé et comprimé par un bandage. Pour savoir s'il y a ou non paralysie du muscle élévateur, on fait avec une pince, ou bien avec l'extrémité des doigts, un pli transversal aux téguments de la paupière supérieure tout près de l'arcade orbiculaire ; si ce muscle n'a pas perdu sa contractilité, dès qu'il

______

(1) La paralysie du muscle élévateur qui détermine la chûte de la paupière supérieure, se complique quelquefois de celle de tous, ou presque tous les muscles moteurs de l'œil ; en sorte que cet organe reste plus ou moins immobile sans que le nerf optique paraisse très-affecté, puisque le malade voit distinctement les objets qu'on lui présente. Mais s'il veut élever la paupière supérieure ou mouvoir le globe de l'œil dans un sens déterminé, il exécute tous ces mouvemens avec l'œil sain sans s'apercevoir de l'immobilité de l'autre. La pupille de l'œil malade reste habituellement dilatée, même sous l'influence de la plus vive lumière. J'ai plusieurs fois observé ce cas malheureux : les fonctions cérébrales étaient languissantes, et les malades ne tardaient pas à périr d'appoplexie ; l'un d'eux n'en fut frappé qu'après avoir éprouvé un strabisme soudain qui lui faisait voir les objets doubles.

est débarrassé du poids des téguments, il se contracte et soulève la paupière : dans le cas contraire l'œil demeure continuellement fermé. Quant au relâchement de la paupière supérieure qu'on voit paraître et se dissiper par intervalles, il est l'effet du spasme du muscle orbiculaire, lequel est moins une maladie qu'un symptôme d'une autre affection spasmodique générale, comme l'hysterie, l'hypocondrie, la chlorose, l'altération de l'estomac dépendant de la présence des vers, ou de matières saburrales.

Les auteurs comptent encore parmi les causes de cette maladie, les plaies transversales de la paupière supérieure ou du sourcil; mais il me semble qu'il ne s'expliquent pas assez clairement à cet égard. S'ils n'ont voulu parler que des plaies transversales, avec désorganisation, contusion violente du muscle élévateur, ou bien avec lésion grave du nerf sus-orbitaire, il est certain que celles-ci peuvent produire le relâchement de la paupière, alors même très-souvent compliqué d'un accident beaucoup plus grave, c'est-à-dire, de la perte complète de la vue; mais si ce qu'ils disent doit s'appliquer à toutes les plaies transversales de la paupière en général, ils sont certainement dans l'erreur; car les plaies simples qui guérissent par première intension sont incapables de produire le relâchement de la paupière; et celles qui, compliquées d'une perte de substance, guérissent par suppuration, produiraient plutôt une affection opposée, c'est-à-dire l'ectropion. La chute de la paupière supérieure est-elle récente, produite par un simple engorgement des téguments? Existe-t-elle chez des sujets qui ne sont ni décrépits, ni hemiplégiques? On peut espérer beaucoup de l'usage des topiques fortifiants, parmi lesquels je vanterai particulièrement l'eau fraîche, animée d'un peu d'esprit de vin, les liqueurs anodines, la teinture de cantharides et les liniments savonneux camphrés.

On combat par les anti-spasmodiques, l'émétique et les anthelmintiques, le relâchement de la paupière supérieure, symptômatique de l'hypocondrie, de l'histérie, du mauvais état de l'estomac.

Quant au relâchement congénital, ou dépendant d'un engorgement humoral invétéré, de l'atonie du muscle élévateur, on ne peut le guérir qu'à l'aide d'une opération. Il est vrai que dans le cas d'atonie du muscle élévateur, il est impossible de rendre au malade la faculté d'ouvrir parfaitement bien l'œil ; mais enfin, on peut le mettre en état de voir sans être obligé de soulever la paupière avec les doigts.

On guérit le prolapsus de la paupière supérieure comme le trichiasis : il suffit d'emporter un petit lambeau des téguments de la paupière préalablement soulevée entre le pouce et l'indicateur; mais il faut avoir la précaution de n'en exciser que la quantité justement nécessaire pour qu'elle se laisse soulever par l'action du muscle élévateur. Dans les cas les plus ordinaires du trichiasis, c'est-à-dire dans ceux qui dépendent du relâchement de la paupière et de l'introversion du tarse et des cils, il est de la plus grande importance, comme je lai dit, de se rappocher le plus possible du bord libre du tarse; mais dans le cas de simple relâchement de la paupière supérieure sans aucune inclinaison vicieuse, il n'y a pas d'autre indication que celle de raccourcir cette paupière : j'aime mieux alors exciser une portion des téguments qui avoisinent l'arcade orbitaire supérieure.

On apprécie facilement la longueur excédente de la paupière relâchée, en faisant regarder au malade un objet situé horizontalement à la hauteur de ses yeux; cela suffit pour voir de combien la paupière saine s'élève au-dessus de l'autre. La différence étant reconnue, le chirurgien, à l'aide d'une pince ou mieux avec le pouce et l'indicateur, fait un pli transversal à la peau de la paupière supérieure, tout près de l'orbite, puis ordonne au malade d'ouvrir les deux yeux. S'il exécute également bien ce mouvement des deux côtés, c'est une preuve que le muscle élévateur n'a pas perdu sa puissance contractile, et si, en même temps, les deux paupières supé-

rieures s'élèvent à la même hauteur, le pli fait
aux téguments a l'étendue convenable : dans
le cas contraire il faudrait l'agrandir ou le diminuer. L'opérateur l'enlèvera d'un seul coup
de ciseaux, en ayant la précaution, au moment de l'excision, de le soulever à sa partie
moyenne plus que vers ses angles, pour donner
à la plaie la forme d'une feuille de myrthe ; il en
rapprochera les bords à l'aide de quelques bandelettes agglutinatives, mais sur-tout en fixant,
par un bandage semblable au monoculus, une
compresse sur le sourcil, et une autre sur la
partie inférieure du contour de l'orbite. La
guérison s'effectue de cette manière en quelques
jours comme dans le trichiasis, pourvu que les
compresses et le bandage soient exactement appliqués (1).

Je ne citerai pour preuve de ce que je viens

---

(1) L'opération très-rationnelle que vient de décrire
M. Scarpa, nous paraît contr'indiquée, lorsque la chûte de la
paupière supérieure dépend de la paralysie de son muscle
élévateur, parce qu'il y a dans ce cas paralysie simultanée
des muscles droit supérieur, droit inférieur, droit interne,
petit oblique de l'œil, et par conséquent strabisme divergent.
Tous ces muscles en effet, reçoivent, comme l'élévateur de
la paupière, leurs nerfs de la troisième paire; or, pour que ce
dernier fût seul paralysé, il faudrait que la cause de la paralysie n'eût agi que sur le filet nerveux qui lui est destiné;
ce qui n'est peut-être jamais arrivé. La chûte de la pau-

d'avancer qu'un seul fait, quoiqu'il me fut très-facile d'en rapporter plusieurs. On peut d'ailleurs consulter ceux qui terminent le chapitre précédent.

Je conseille également aux jeunes praticiens de lire un fait analogue inséré dans le deuxième volume des opuscules de chirurgie de Morand.

Vingtième Observation.

M. Magiore F., attaché au service de sa majesté l'empereur d'Autriche, âgé de quarante ans, doué d'un forte constitution, exposé à toutes les privations inséparables de la guerre, fut pris d'une ophthalmie intense avec céphalalgie violente et douleurs dans tous les membres.

Il eut recours à l'usage répété des saignés et des purgatifs, ensuite aux sudorifiqes et aux ap-

---

pière soustrait alors les malades à tous les inconvénients de la diplopie, triste avantage que l'opération leur ferait perdre. Il faut donc, dans ce cas, diriger tous ses moyens curatifs contre la paralysie elle-même. Il est inutile d'entrer ici dans aucun détail sur le traitement général de la paralysie, mais nous recommanderons en particulier dans celle dont il s'agit, l'application d'un séton à la nuque, l'usage des liniments volatils spiritueux, et celui de l'acide sulfureux qu'on dirige sur les paupières au moment où il se dégage.

(*Note des Traducteurs.*)

plications émollientes locales. La rougeur de l'œil droit disparut en quelques semaines, mais il n'en fut pas ainsi de l'œil gauche. Le malade se soumit pendant long-temps encore à l'usage des topiques relâchants sous l'influence desquels on vit la conjonctive se gorger d'une sérosité rougeâtre, la paupière supérieure se boursou-fler et tomber, de telle sorte que M. F. finit par ne plus pouvoir l'élever, et perdit entièrement la faculté d'ouvrir l'œil. Il se soumit vainement pendant dix-huit mois, tant en France qu'en Allemagne, à l'usage du mercure et de plusieurs autres médicaments ; il tint fort mal-à-propos son œil couvert pendant long-temps avec une compresse et une bande qui déprimèrent de plus en plus la paupière supérieure.

Ce fut pendant le mois de septembre 1814, que je fus consulté par ce brave militaire. Je m'assurai que son œil était parfaitement sensible à la lumière, et je vis d'ailleurs qu'il jouissait de tous ses mouvements naturels. Avec le pouce et l'indicateur, je soulevai les téguments de la paupière supérieure et je les excisai, comme je l'ai dit dans le chapitre précédent. Le malade se trouva délivré en peu de jours, d'une longue et pénible infirmité; on vit disparaître les vaisseaux variqueux de la conjonctive et l'engorgement des follicules de Meïbomius et du tarse, entretenu par le frottement continuel de la paupière.

CHAPITRE VI.

De l'éraillement ou du renversement des paupières.

De même qu'on voit le relâchement de la peau des paupières et les cicatrices de leur bord libre, occasionner l'introversion du tarse et des cils; de même le boursouflement de la conjonctive palpébrale et la rétraction des téguments produisent une affection opposée, c'est-à-dire l'éraillement, ou le renversement des paupières, connu sous le nom d'ectropion.

Cette maladie considérée sous le point de vue étiologique se présente sous deux formes différentes : dans l'une la conjonctive boursouflée déplace le bord libre des paupières et le renverse; dans l'autre, c'est la peau retractée des paupières qui tiraille leur bord libre et finit par l'entraîner au dehors.

Le boursouflement de la conjonctive, cause fréquente de l'ectropion, provient le plus souvent d'un relâchement congénital de cette membrane augmenté par des ophthalmies chroniques rebelles, et spécialement par celles qu'entretient

le vice scrofuleux, chez les sujets mous et cache-
tiques ; il dépend souvent aussi d'une métastase
variolique, ou de la répercussion imprudente
des croutes laiteuses, des dartres et de plusieurs
autres affections cutanées. Je ne parle pas ici de
la tuméfaction habituelle de la conjonctive qui
est un des effets ordinaires de la vieillesse.

Lorsque cette affection n'occupe que la paupière inférieure, ce qui arrive presque toujours,
on voit la conjonctive s'élever sous la forme d'un
pli sémi-lunaire rougeâtre qui, semblable à une
excroissance fongueuse, s'interpose entre le globe
de l'œil et la paupière inférieure et renverse
celle-ci dans une certaine étendue. Quand au
contraire il y a boursouflement des deux conjonctives palpébrales, l'œil paraît comme en-
chassé au milieu d'un bourlet dont la circonférence déprime et renverse les deux cartilages
tarses, non sans causer au malade beaucoup de
gêne et de difformité. Dans l'un et l'autre cas,
les téguments des paupières se laissent facilement allonger, et il est facile de voir que celles-
ci recouvriraient parfaitement l'œil, si elles n'en
étaient écartées par le boursouflement de leur
membrane interne.

Outre la difformité qu'elle cause, cette maladie
a l'inconvénient très-grave de laisser couler les
larmes sur la joue, et celui plus grave encore de
produire le dessèchement de l'œil, l'ophthalmie

et ses conséquences les plus fâcheuses telles que nuages, ulcères de la cornée, etc.

La deuxième espèce d'ectropion produite par la rétraction de la peau des paupières ou des parties voisines est un résultat ordinaire des rides profondes que laisse la variole confluente, des brulûres, des excroissances cancéreuses, des kistes qu'on enlève sans ménager convenablement la peau, des charbons malins, en un mot, de toutes les plaies des paupières ou des parties voisines, compliquées d'une perte considérable de substance. Chacune de ces causes suffit pour resserrer, et raccourcir la peau, la tirailler en bas ou en haut, et renverser le bord libre des paupières. En même temps survient ordinairement un autre accident non moins grave, je veux parler du boursouflement de la conjonctive. Cette membrane, bien que légèrement découverte, exposée sans cesse au contact de l'air et des corps étrangers, s'engorge promptement et se recouvre de fongosités, qui recouvrent une partie du globe de l'œil, compriment la paupière, et portent même souvent son bord libre jusqu'au niveau de l'arcade orbitaire. Au reste les inconvénients qu'entraînent ces deux espèces d'ectropion sont absolument les mêmes : j'ajoute que toutes les fois que la maladie est ancienne et invétérée, la conjonctive boursouflée devient dure et comme calleuse.

Quoique la membrane interne des paupières paraisse également tuméfiée dans l'une et l'autre espèce de cette maladie, néanmoins le diagnostic est toujours facile. En effet dans la première, la peau ne présente ni cicatrices ni brides, et si l'on étend la paupière avec l'extrêmité du doigt on voit qu'elle couvrirait facilement le globe de l'œil si la conjonctive ne l'en écartait pas, tandis que dans la deuxième espèce, outre les cicatrices et les brides que l'on voit sur la peau, la paupière conserve sa position vicieuse ou ne s'étend qu'incomplétement; quelquefois même le dégât des téguments est tellemint considérable que son bord libre adhère à la circonférence de l'orbite.

On voit clairement, d'après le parallèle que je viens d'établir entre ces deux espèces d'ectropion, qu'elles ne sont pas également susceptibles de guérison, et qu'il existe même des cas de la deuxième espèce contre lesquels la chirurgie est tout-à-fait impuissante. Pour guérir un ectropion qui ne dépend que du boursouflement de la conjonctive, il suffit d'emporter une portion de cette membrane, et l'art ne manque pas de moyens pour arriver à ce but; mais il est impossible de rémédier parfaitement à la deuxième espèce de cette maladie qui reconnaît pour cause principale une perte de substance de la peau dés paupières ou des parties voisines : on parvient seulement à corriger plus ou moins bien ses effets selon l'étendue de la perte de substance, et l'on abandonne comme incurables les cas dans lesquels le bord libre de la paupière adhère à la circonférence de l'orbite. *Si nimium palpebræ deest,* dit Celse, *nulla id restituere curatio potest* (1). On aura la mesure du succès qu'il est possible d'obtenir, en observant jusqu'à quelle hauteur la paupière peut s'élever sur le globe de l'œil : il est impossible à l'art de la reporter au-delà de cette limite.

Je reviens au traitement de la première espèce de cette affection. La maladie est-elle récente, n'y a-t-il encore qu'un léger boursouflement de la conjonctive ; le renversement ne peut s'étendre beaucoup au-delà de deux lignes, et pourvu qu'on n'ait pas affaire à des vieillards chez lesquels la flaccidité des paupières rend cette affection tout-à-fait incurable, on obtient facilement la guérison en cautérisant la conjonctive avec la pierre infernale. Cette légère opération se pratique de la manière suivante : on renverse la paupière malade avec la main gauche, et on l'essuie avec un linge fin ; on promène ensuite fortement la pierre infernale dans toute l'étendue de la tumeur, de manière à produire une escarre ; pour que le malade éprouve le moins

––––––––––––

(1) Lib. VII, cap. 7.

de douleur possible, il faut qu'un aide s'empresse au moment où l'opérateur retire la pierre infernale, d'appliquer sur l'escarre un pinceau trempé dans l'huile : autrement le caustique dissous par les larmes se répandrait sur le globe de l'œil. Si, malgré cette précaution, quelque portion se dissout et incommode le malade, on lave l'œil à plusieurs reprises avec du lait récemment trait. On répète la cautérisation pendant plusieurs jours consécutifs, afin de détruire entièrement les fongosités superficielles de la conjonctive, surtout dans le voisinage du tarse. Des lotions avec l'eau simple, ou bien avec l'eau d'orge et le miel rosat, suffisent pour faire suppurer et cicatriser la plaie. L'ectropion s'efface progressivement à mesure que la cicatrice se forme, et le bord libre de la paupière reprend sa position naturelle.

Cette méthode curative, ai-je dit plus haut, ne s'applique avec avantage qu'aux seuls cas dans lesquels l'ectropion est récent et léger. Lorsqu'il est ancien et considérable, je ne connais qu'un moyen sûr pour le guérir ; ce moyen consiste à enlever toute la partie fongueuse de la conjonctive en effleurant la face interne du muscle palpébral ; il est clair que je ne parle ici que de l'ectropion de la première espèce. Le malade étant assis, la tête un peu renversée en arrière, le chirurgien fixe la paupière à l'aide des doigts indicateur et médius de la main gauche, puis prenant de l'autre main des ciseaux courbes sur le plat (1), il excise toute l'excroissance le plus près possible de sa base. Si l'autre paupière est affectée, on répète sur elle la même opération, et si la tumeur est d'une forme telle qu'elle ne se prête pas à être exactement embrassée entre les lames des ciseaux, on l'enlève avec un bistouri convexe (2), après l'avoir préalablement soulevée avec une pince ou bien avec une airigne double. Le sang, qui au premier moment coule en abondance, s'arrête promptement de lui-même, ou à l'aide de quelques lotions d'eau fraîche. Cela fait, le chirurgien applique l'appareil qui se compose de deux compresses fixées, l'une en haut, l'autre en bas, sur le contour de l'orbite à l'aide d'un bandage analogue au *monculus*, dont les tours sont dirigés de manière à reporter la paupière sur le globe de l'œil. A la levée du premier appareil, vingt-quatre ou trente heures après l'opération, la paupière a déja repris, ou peu s'en faut, sa position naturelle; le traitement ne consiste plus qu'à laver la plaie deux fois par jour avec de l'eau simple, de l'eau de mauve ou

____

(1) Pl. III, fig. IV.
(2) Pl. III, fig. XII.

de l'eau d'orge. Si vers la fin elle devient fongueuse, si la paupière ne se redresse pas assez,
il faut avoir recours à la pierre infernale, qui
a le double avantage de réprimer les fongosités,
et de détruire une nouvelle portion de la conjonctive. Il n'est pas besoin de dire qu'il faut
combattre la cause de l'ectropion, et particulièrement l'ophthalmie chronique, un afflux vicieux d'humeurs vers l'œil, la faiblesse ou l'état
variqueux des vaisseaux de la conjonctive; nous
indiquerons les moyens de remplir ces indications
au chapitre de l'ophthalmie.

Le traitement de la deuxième espèce d'ectropion ne diffère pas essentiellement de celui de
la première. Si la rétraction des téguments a pu
renverser la paupière en dehors, l'excision d'une
portion de sa membrane interne et la cicatrice
qui en résultera pourront par la même raison la
ramener à sa situation primitive; mais, je l'ai déja
dit, la perte de substance des téguments est irréparable, et l'opérateur le plus habile ne peut
rendre à la paupière ses dimensions naturelles.
La cure n'est donc jamais aussi parfaite que dans
le premier cas; et la paupière demeure inévita-
blement plus ou moins raccourcie, selon que les
téguments ont éprouvé une déperdition plus ou
moins grande. Il est vrai que, dans le plus grand
nombre des cas, l'ectropion paraît plus considérable qu'il ne l'est en réalité, parce que le plus sou-

vent l'étendue du renversement de la paupière dépend moins de la rétraction des téguments que du
boursouflement de la conjonctive. Aussi la chirurgie obtient quelquefois des succès qui surprennent
les personnes peu versées dans l'art de guérir; car
après l'excision de la conjonctive, le raccourcissement de la paupière diminue tellement qu'on peut
le regarder comme nul, si on le compare à la
difformité et aux inconvénients de l'ectropion
avant l'opération. Voyez comme exemple de ce fait
la figure ci-jointe (1). Il est donc rationnel, toutes
les fois que la destruction de la peau n'est pas
extrême, d'exciser de la manière indiquée plus
haut une portion de la conjonctive; on se sert
selon le cas, des ciseaux courbes, ou du bistouri
convexe. Lorsque la coujonctive est devenue
dure et comme calleuse, il faut la recouvrir
quelques jours avant l'opération d'un cataplasme
émollient, composé avec la mie de pain et le
lait, afin de la ramollir et de rendre son excision plus facile.

C'est un fait des mieux prouvés que la simple
division des brides et des cicatrices de la peau
ne peut produire aucun allongement durable
de la paupière, et ne peut être conséquemment
d'aucune utilité. Il arrive alors ce qu'on voit si
souvent à la suite des brûlures profondes de la

---

(1) Pl. II, fig. 1.

paume des mains ou des doigts ; quoi qu'on fasse pour tenir les doigts étendus, on les trouve toujours dans un état permanent de flexion dès que la cicatrice est achevée. La même chose arrive après les brûlures étendues des téguments de la face et du cou. Fabrice d'Aquapendente (1), qui connaissait l'inutilité d'une section demicirculaire de la peau pour remédier à l'ectropion, prétend que le meilleur moyen curatif de cette maladie consiste à exercer une assez forte extension sur les paupières à l'aide d'emplâtres agglutinatifs appliqués sur elles et sur le sourcil, et noués fortement ensemble. L'expérience m'a appris qu'on retire les mêmes avantages de l'application d'un bandage unissant, dont l'action s'exerce sur la paupière dans un sens contraire à celle des brides. Il faut ajouter à l'emploi de ce moyen l'usage d'un cataplasme fait avec la mie de pain et le lait , et celui des embrocations huileuses ; on doit essayer tous ces moyens dans tous les cas avant d'avoir recours à l'opération. S'ils sont infructueux, l'opérateur fait asseoir son malade, on le place sur une table si c'est un enfant, et le confie à des aides qui lui tiennent la tête légèrement soulevée ; à l'aide d'un bistouri convexe, il fait sur la conjonctive palpébrale une incision suffisamment profonde qui longe le tarse sans intéres-

––––––––––

(1) *De Chirurg. operat.*, cap. **XV**.

ser les points lacrymaux ; puis saisissant avec une pince le lambeau de cette membrane, il le dissèque, le détache des parties voisines jusqu'au point où la conjonctive palpébrale se réfléchit sur le globe de l'œil sous le nom de conjonctive oculaire, et l'excise alors au niveau de la partie la plus profonde de la paupière : cela fait, il applique l'appareil indiqué plus haut, qui se compose d'une compresse et d'une bande destinée à ramener la paupière vers le globe de l'œil. Un ou deux jours après, à la levée du premier appareil, on trouve la paupière en grande partie redressée ; il est rare que l'opération soit suivie de symptômes fâcheux tels que des vomissements, des douleurs fortes ou une inflammation intense. Si ces accidents venaient à se manifester, on combattrait les vomissements par un lavement opiacé, le gonflement inflammatoire et la douleur par l'application des topiques émollients et par l'usage des antiphlogistiques jusqu'à ce que la suppuration s'établît. Il suffirait alors de laver l'œil deux fois par jour avec l'eau d'orge et le miel rosat, et de toucher la plaie de temps en temps avec la pierre infernale pour réprimer les granulations, et favoriser l'établissement d'une cicatrice solide (1).

____

(1) L'idée première de l'opération dont on vient de lire la description, appartient à Bordenave. Elle est fondée sur la

Vingt-unième observation.

Une jeune paysanne de vingt ans, d'une constitution grêle, d'une fibre molle, eut à la suite

---

connaissance parfaite du mécanisme de la cicatrisation des plaies, et remplace avec le plus grand avantage la simple incision transversale ou semi-elliptique de la peau des paupières, indiquée par *Celse*. Son auteur ne l'eut pas plutôt proposée qu'on s'empressa par-tout de l'exécuter; elle eut bientôt pour elle la sanction de l'expérience et le suffrage unanime des praticiens. Un célèbre oculiste anglais soutient qu'elle ne prévient pas toujours la recidive de l'ectropion; mais cette assertion est démentie par les faits les plus nombreux. En supposant à l'opération de Bordenave des inconvénients qu'elle n'a pas, M. *Adams* n'a sans doute eu pour but que de relever l'importance d'un nouveau procédé dont il est l'auteur : il assure que pour obtenir les résultats les plus satisfaisants, il faut exciser avec la conjouctive un lambeau triangulaire de la paupière elle-même; la base de ce lambeau doit comprendre une portion du cartilage tarse, et correspondre au bord libre de la paupière; on obtient de cette manière une plaie figurée en V, dont les lèvres doivent être réunies par un ou plusieurs points de suture. Le bord libre de la paupière ainsi raccourci perd en partie sa courbure naturelle et anticipe beaucoup plus sur le globe de l'œil que lorsque l'on s'est contenté d'exciser la conjonctive. M. *Adams* rapporte plusieurs observations qui ne laissent aucun doute à cet égard. On ne peut donc refuser à son procédé l'avantage qu'il a sur celui de Bordenave, d'une guérison plus parfaite; mais ce dernier, plus simple et beaucoup moins douloureux, ne mérite-t-il pas

d'une ophthalmie rebelle les deux paupières inférieures renversées en dehors dans l'étendue de deux lignes. Ce vice accidentel de conformation était extrêmement difforme ; les larmes tombaient continuellement sur la joue ; le bord des paupières renversées était rouge , fongueux et légèrement tuméfié.

Après avoir inutilement essayé les collyres astringents pendant une semaine , je pris le parti de cautériser profondément la partie interne du bord libre des paupières renversées ; je les écartai successivement du globe de l'œil , et les essuyai soigneusement ; je promenai la pierre infernale sur toute la partie fongueuse de leur

---

la préférence dans les cas ordinaires ? Nous répondrons affirmativement à cette question : l'opération de M. Adams doit être réservée selon nous aux seuls cas d'ectropion très-considérable , dépendant d'une cicatrice de la peau ; ses résultats peuvent être alors surprenants , pourvu que la perte de substance ne soit pas énorme. M. Adams, partageant l'enthousiasme ordinaire aux inventeurs, porte la confiance dans son procédé jusqu'à le présenter comme applicable aux cas dans lesquels la paupière est renversée par des brides qui l'unissent à la joue ; il faudrait diviser ces brides après avoir excisé le lambeau de la paupière : le bord libre de celle-ci, raccourci et comme tendu, résisterait peut-être, dit M. Adams, à la force qui tendrait à la renverser, et permettrait à la plaie extérieure de devenir le siége d'une cicatrice large et souple.

(Note des traducteurs.)

membrane interne en appuyant assez fortement
pour déterminer la formation d'une escarre sur
laquelle j'appliquai de suite un pinceau trempé
dans l'huile ; en même-temps je lavai les deux
yeux de la malade avec du lait récemment
trait. Je répétai six fois cette légère opération à
divers intervalles, et toujours avec des signes
évidents de succès ; j'eus la satisfaction de
voir au bout de vingt-six jours les deux paupières inférieures revenues à leur situation
naturelle. La guérison achevée, je prescrivis à
titre de préservatif l'usage du collyre vitriolique.

Vingt-deuxième observation.

Mademoiselle Joséphine Mileri , de Pavie,
âgée de neuf ans , s'enfonça la pointe d'un
couteau à travers la cornée de l'œil droit.
Cet accident fut suivi d'une cicatrice difforme et d'une ophthalmie chronique qui peu
à peu se changea en un énorme boursouflement de la membrane interne de la paupière
inférieure avec renversement de celle-ci en
dehors. L'aspect de cette enfant était vraiment repoussant ; ses parents l'amenèrent à
l'école de chirurgie clinique. Quelques mois
après la formation de son ectropion , elle
n'accusait aucune douleur , pas même lorsque

je promenais l'extrémité du doigt sur les fongosités de la conjonctive, ou lorsque je renver-
sais la paupière.

J'emportai avec des ciseaux courbes toute la
portion fongueuse de la conjonctive, et je couvris la plaie d'un plumasseau enduit de cérat
et d'huile, que je fixai par une bande. Je levai cet
appareil au bout de quatre jours; la paupière était
déja sensiblement relevée; le jour suivant, la suppuration s'établit dans toute l'étendue de la plaie;
la paupière resta stationnaire pendant une semaine, mais ensuite on la vit remonter progressivement en suivant les progrès de la cicatrice.
Elle reprit sa position naturelle.

Pendant tout le cours du traitement dont la
durée fut d'un mois environ, je n'employai à
l'extérieur que des lotions avec l'eau d'orge et
le miel rosat; de temps en temps je cautérisai
la plaie avec le nitrate d'argent pour réprimer
les granulations ; la malade se trouva bien de
l'usage intérieur d'un électuaire composé avec le
quinquina et *l'éthiops antimonial.*

Quand la plaie fut cicatrisée, je soumis la
malade à l'usage de l'onguent ophthalmique de
Janin pendant quelques semaines , afin de fortifier les vaisseaux variqueux de la conjonctive.
Cette précaution eut le plus heureux succès.
Mlle Mileri ne recouvra pas la vue du côté droit ;
un nuage très-étendu s'y opposait; mais au moins

elle se trouva débarrassée de la gène et de la difformité que lui causait son ectropion.

Vingt-troisième observation.

Un paysan, âgé de 38 ans, eut un érysipèle de la face accompagné d'un gonflement énorme de la paupière supérieure gauche; un abcès se forma et s'ouvrit dans trois points différents, au niveau de l'arcade surciliaire. Le chirurgien du malade voulant accélérer la guérison, agrandit les ouvertures qui donnaient issue au pus; mais soit qu'il eût excisé une portion des téguments de la paupière supérieure, soit que le pus lui-même en eût trop désorganisé, on vit cette paupière, à mesure que la plaie se cicatrisait, se porter en haut, et s'écarter du globe de l'œil. La conjonctive palpébrale, long-temps soumise au contact de l'air, se boursoufla et finit par dégénérer en une substance fongueuse. Je plaçai le malade comme si j'avais dû lui faire l'opération de la cataracte; à l'aide d'un petit bistouri convexe, je détachai toute la portion fongueuse de la conjonctive palpébrale, de l'angle externe à l'angle interne de l'œil, sans intéresser le point lacrymal supérieur; puis la soulevant avec des pinces, je la séparai entièrement de la face interne de la paupière et l'excisai très-près de l'endroit où elle se jette sur le globe de l'œil pour

former la conjonctive oculaire : la paupière supérieure tomba de suite sur le globe de l'œil et
reprit presque entièrement sa position naturelle.
L'hémorragie fut légère, mais, peu de temps
après l'opération le malade fut pris d'un vomissement très-fort qui dura environ deux heures et
qui ne céda qu'à l'opium donné par la bouche
et en lavement. Les jours suivants, la paupière
devint le siége d'un léger gonflement qui disparut aussitôt que la suppuration s'établit. Le
quatorzième jour, la guérison était aussi complète que le comportait la nature de la maladie.

L'œil n'offrait aucune difformité remarquable,
quoique la paupière supérieure gauche fût un
peu plus courte que la droite. Le malade pouvait
à son gré la lever, l'abaisser et l'étendre sur le
globe de l'œil ; mais pour fermer entièrement
l'œil gauche, il était obligé de lever la paupière
inférieure plus que de coutume, afin de suppléer au défaut de longueur de la supérieure.

Vingt-quatrième observation.

Un enfant de 10 ans coucha, vers la fin du
mois d'octobre de l'année 1790, dans des draps
sur lesquels on avait battu des épis de bled. Le
lendemain à son réveil, il avait les deux paupières de l'œil gauche gonflées et douloureuses. Malgré l'emploi des topiques émollients, il

se forma dans la paupière supérieure un abcès qui s'ouvrit au-dessous du sourcil, du côté de la tempe, et laissa dans ce point une fistule, contre laquelle échouèrent toutes les tentatives. La paupière se renversa progressivement et la conjonctive devint le siége d'un boursouflement énorme.

Vers le milieu du mois de juin de l'année 1791, environ huit mois après l'apparition des premiers accidents, l'excroissance fongueuse de la conjonctive recouvrait une grande partie de l'hémisphère supérieur du globe de l'œil et refoulait la paupière supérieure à tel point que son bord libre se trouvait à peu de distance du sourcil, surtout du côté de la tempe. Il était facile de voir en déprimant cette paupière avec l'extrémité du doigt, qu'elle reviendrait sur l'œil aussitôt que la tumeur formée par sa membrane interne serait enlevée. J'appliquai pendant vingt-quatre heures un cataplasme fait avec la mie de pain et le lait, sur la conjonctive devenue en quelque sorte calleuse ; j'excisai ensuite d'un seul coup avec les ciseaux courbes toute la portion exubérante de cette membrane, sans intéresser le point lacrymal supérieur.

Après l'opération, je trouvai dans les plis de la tumeur une paille longue d'un pouce et large d'une demi-ligne. La paupière supérieure descendit et recouvrit parfaitement l'œil ; il ne survint aucun accident notable et le jeune homme sortit de l'hôpital dix jours après, n'ayant d'autre difformité qu'une légère tuméfaction à la paupière supérieure du côté de l'angle interne, vers l'endroit où l'abcès s'était ouvert.

Il est certain que ce fut la présence de la petite paille qui pendant huit mois empêcha l'ulcère de la paupière de se cicatriser, mais il est surprenant que le malade ne se soit pas éveillé au moment de l'introduction de ce corps étranger dans l'œil.

Vingt-cinquième observation.

Un habitant de la campagne des environs de Stradella, nommé Joseph Antoine Scanarotti, âgé de 36 ans, portait depuis long-temps une verrue dans le voisinage du contour inférieur de l'orbite. Ce petit tubercule devint douloureux dans le courant du mois de janvier de l'année 1795. Un chirurgien de l'endroit le couvrit d'un emplâtre dont l'effet fut d'occasioner un érysipèle qui s'étendit sur toute la partie droite de la face, et dès que l'érysipèle commença à diminuer, il appliqua le fer rouge sur le tubercule et le cautérisa profondément ; puis couvrit l'escarre d'un cataplasme de mie de pain et de lait, qui fut renouvelé pendant plusieurs jours consécutifs. La plaie qui suivit la chûte de l'escarre se cicatrisa dans l'espace de deux mois (1);

____

(1) Pl. II, fig. 1.

la paupière inférieure demeura légèrement in-
clinée en dehors ; peu-à-peu la conjonctive palpébrale se boursoufla, et devint au bout de deux
ans tellement exubérante qu'elle renversa la
paupière dans toute son étendue, comme le re-
présente la figure Ire de la table 2e. Le malade
défiguré et tourmenté par un larmoiement con-
tinuel, se rendit dans cet hôpital le 29 avril de
l'année 1797.

En pressant de bas en haut la paupière inférieure avec l'extrémité du doigt, je vis qu'elle
remontait presqu'à sa hauteur naturelle, d'où
je conclus la possibilité d'améliorer le sort de
cet infortuné. Je commençai par appliquer pendant trois jours sur la conjonctive devenue dure
et calleuse, un linge enduit d'un mélange de
cérat et d'huile, et par-dessus un cataplasme
fait avec la mie de pain et le lait.

Le 3 janvier 1798, je divisai la conjonctive à
l'aide d'un bistouri convexe au niveau du bord
libre de la paupière et sans léser le point lacrymal; puis, après avoir détaché cette membrane
de haut en bas, j'en excisai toute la partie
fongueuse ; j'appliquai sur la paupière un
linge enduit de cérat et d'huile, et une compresse qui s'étendait jusque sur l'os malaire.
Cet appareil fut maintenu par un bandage analogue au *monoculus*.

Le sixième jour, à la levée du premier appa-

reil, la paupière inférieure était presque reve-
nue à sa position naturelle; je lavai l'œil avec
de l'eau de mauve tiède et renouvelai le pansement comme le premier jour.

Le neuvième, la paupière s'était encore relevée. Je cautérisai la plaie avec la pierre infernale pour réprimer les végétations dont elle était
le siége, et je touchai l'escarre avec un pinceau
trempé dans l'huile.

Du dixième au douzième jour, rien de remarquable si ce n'est que la cicatrice commençait
à se former vers le bord interne du tarse.

Le treizième, le quatorzième et le quinzième
jour, il fallut répéter l'application de la pierre
infernale.

Le vingt-unième jour, la cicatrice était complète grâce aux lotions avec l'eau de chaux
et le miel rosat, répétées trois fois par jour. La
paupière inférieure se trouvait ramenée au plus
haut point d'élévation possible, comme l'indique
la figure 2ᵉ de la planche 2ᶜ. La légère différence
de longueur que l'on remarque dans cette figure
entre les deux paupières, était proportionnée à
la perte du substance des tégumens, perte qu'il
était impossible à l'art de réparer. Au reste
le malade n'avait plus ni difformité ni larmoiement.

Vingt-sixième observation.

Une enfant de six ans, nommée Marie-Thé-
rèse Zeccone de Marcignagno, fut atteinte d'un
charbon malin qui se développa sur la partie
inférieure et latérale de la paupière inférieure
droite. La peau désorganisée dans ce point fut
remplacée par des brides difformes qui renver-
sèrent la paupière en dehors. La malade avait
seize ans lorsque je la vis. Le renversement
de la paupière était pour le moins de cinq
lignes ; il était impossible de la relever sensiblement surtout vers l'angle externe de l'œil ;
les larmes coulaient continuellement sur la joue
droite. La déperdition considérable des téguments et la rigidité de la cicatrice ne permet-
taient pas d'espérer une guérison satisfaisante ;
néanmoins je voulus tenter d'améliorer le sort
de cette pauvre fille , et je la reçus dans cet
hôpital le 17 décembre de l'année 1799. Pour
rendre les téguments et la cicatrice plus souples,
je fis frotter la paupière plusieurs fois par jour
avec de la graisse, et j'appliquai sur elle un bandage unissant dont l'action s'exerçait de manière à
allonger la peau de bas en haut. Ces moyens furent continués jusqu'au vingt-deuxième jour du
même mois avec un succès remarquable.

Le lendemain, j'incisai la membrane interne
de la paupière malade avec un bistouri convexe

au niveau de son bord libre et sans intéresser le point lacrymal inférieur; avec une pince, je soulevai cette membrane, et, après l'avoir détachée jusque près de l'endroit où elle se réfléchit sur l'œil, je l'emportai d'un seul coup de ciseaux; je recommandai à la malade de fermer l'œil, et je le couvris d'un plumasseau de charpie sèche assujetti par une bande, ce qui suffit pour arrêter l'hémorragie.

Deux jours après, à la levée du premier appareil, je trouvai la paupière inférieure redressée et sensiblement remontée vers le globe de l'œil. Je lavai la plaie avec de l'eau tiède, et la couvris d'un linge enduit de cérat et d'huile; puis j'appliquai un bandage unissant dont l'action s'exerçait de bas en haut sur les téguments de la paupière. Du vingt-septième au vingt-neuvième jour, la suppuration augmenta et la plaie se recouvrit de fongosités qui s'opposaient évidemment au redressement de la paupière; je les excisai d'un seul coup avec des ciseaux courbes.

Le 1ᵉʳ janvier 1800, la suppuration reparut en assez grande abondance; la plaie fut lavée plusieurs fois par jour avec l'eau d'orge et le miel rosat.

Le 5 du même mois, j'ordonnai qu'on appliquât tous les soirs de l'onguent ophthalmique sur la face interne de la paupière, afin de surmonter la tendance qu'elle avait à se couvrir de fongosités. On ne cessa l'usage de ce topique que le dixième jour.

A cette époque, la paupière se soutenait à sa plus grande hauteur possible, et embrassait assez bien l'hémisphère inférieur du globe de l'œil pour prévenir l'écoulement des larmes sur la joue.

Du dixième au vingtième jour, la plaie se cicatrisa complétement : elle fut dans cet intervalle touchée de temps en temps avec la pierre infernale et lavée avec l'eau d'orge miélée.

Le 22 janvier, la malade quitta l'hôpital très-satisfaite de son nouvel état. Il ne lui restait qu'un léger raccourcissement de la paupière inférieure qui n'était bien sensible que lorsqu'elle regardait en haut.

CHAPITRE VII.

De l'Ophthalmie.

Il y a deux sortes d'ophthalmie : l'une *aiguë*, produite par une cause stimulante, et dépendant d'un surcroît d'action dans la partie affectée ; l'autre *chronique*, entretenue par l'atonie des vaisseaux capillaires de la conjonctive. Les médecins arabes appelaient la première *ophthalmie chaude*, et la seconde *ophthalmie froide*.

Cette distinction est la base du traitement. L'ophthalmie aiguë réclame impérieusement les anti-phlogistiques généraux et locaux, tandis que l'ophthalmie chronique exige les topiques astringents et corroborants, auxquels on joint l'usage interne des toniques lorsque la faiblesse est générale, comme il arrive quelquefois.

Indépendamment de cette première considération, il faut savoir que, quelque bien traitée qu'elle soit, l'ophthalmie aiguë laisse presque toujours dans la conjonctive et dans les parties adjacentes un reste d'inflammation chronique ou asthénique, suite de la distension qu'ont éprouvée les vaisseaux capillaires de l'œil, ou l'effet de l'exaltation de la sensibilité qui, persistant après la chute de l'inflammation, appelle incessamment sur l'organe de la vision un afflux continuel de sang et de lymphe. Cet afflux peut en imposer aux médecins sans expérience, jusqu'à leur faire croire qu'il reste encore un certain degré d'irritation, quoiqu'elle soit entièrement dissipée (1).

On sent toute l'importance de ces observations pour déterminer exactement, au lit des malades, l'espèce et la période de l'ophthalmie, le choix et la dose des moyens curatifs. J'ai presque toujours remarqué que les médecins, habiles à saisir le moment où l'ophthalmie passe

---

(1) Quelque bien guérie qu'on la suppose, l'inflammation laisse toujours dans les organes qu'elle occupait une prédisposition telle que la plus légère cause suffit pour rappeler la même maladie. L'ophthalmie dispose à l'ophthalmie, l'angine à l'angine, etc. On a cru pendant long-temps que ce phénomène dépendait de l'atonie qui succède à l'inflammation; mais cette explication ne peut convenir qu'au plus petit nombre de cas. S'ils sont plus faibles à la suite des phlegmasies, les tissus organiques sont aussi plus sensibles, plus irritables ; et c'est à l'exaltation de ces deux propriétés qu'il faut rapporter la facilité qu'ils ont à s'enflammer de nouveau. Sous ce rapport, dit M. Tommasini, l'inflammation fait exception à cette loi de l'habitude qui veut que les impressions soient d'autant moins ressenties qu'elles se renouvellent plus souvent. (*Dell'infiammazione e della febre continua.*) (*Note des traducteurs.*)

de l'état aigu à l'état chronique, en obtiennent promptement la guérison, en substituant aux topiques émollients les astringents et les corroborants ; au lieu que ceux qui, trompés par les apparences, insistent sur les anti-phlogistiques, prolongent indéfiniment l'engorgement des vaisseaux capillaires et la rougeur de la conjonctive. Ainsi, quoique tous les charlatans puissent se vanter d'avoir guéri des ophthalmies rebelles avec leur *eau merveilleuse*, ils n'en sont pas moins des imposteurs qui trompent le public, en lui vendant leur secret comme un spécifique infaillible contre tous les cas d'ophthalmie ; car, je le répète, il existe une si grande différence entre les deux périodes de cette maladie, que le collyre, qui est habituellement efficace dans la première, est très-nuisible dans la seconde. Hoffmann a dit à ce sujet : *Ausim dicere plures visu privari ex imperitiâ applicandi topica, quàm ex ipsâ morbi vi ac magnitudine* (1). Ces paroles sont spécialement applicables à l'ophthalmie (2).

---

(1) *Dissertat. de erroribus vulgaribus circa usum topicorum in praxi*, § 7.

(2) Considérée en elle-même, abstraction faite des causes dont elle provient, l'ophthalmie présente, selon M. Scarpa, deux périodes tellement distinctes qu'elles répondent à deux états opposés de l'organisation, la sthénie et l'asthénie. L'une et l'autre de ces périodes sont marquées par des

Pour rendre ces principes généraux encore plus clairs, et pour en faciliter l'intelligence aux jeunes chirurgiens, je crois devoir entrer dans

---

symptômes différents; l'une et l'autre réclament des moyens curatifs différents.

Quoique essentiellement pratique, cette distinction n'est pas admise de tous les médecins; il en est qui se refusent à croire qu'une maladie change ainsi de nature, et passe en quelques jours de l'irritation à l'atonie. Toutefois ils conviennent de la nécessité de varier le traitement de l'ophthalmie, mais ils ne se fondent pas sur les mêmes motifs. Ainsi la question est au fond moins importante qu'il ne semble, car qu'importe après tout, qu'on diffère en théorie, si l'on s'accorde sur les moyens curatifs? Persuadés que l'inflammation est toujours identique à elle-même, depuis son origine jusqu'à sa fin, dans l'état aigu comme dans l'état chronique, les partisans de la nouvelle doctrine italienne ne donnent aux médicaments que des propriétés qui s'accordent avec l'idée qu'ils se font de la nature dé l'ophthalmie. C'est ainsi qu'ils admettent que le sulfate de zinc, l'acétate de plomb, l'oxide rouge de mercure, l'alcool, l'eau de roses, etc., sont des contre-stimulants des phlegmasies des yeux, parce qu'ils ne peuvent concevoir que si ces moyens étaient stimulants, comme on le croit généralement, ils guérissent une maladie d'irritation. Mais il est évident qu'ils supposent ce qui est en question.

C'est ce qu'ont bien senti les partisans de la nouvelle doctrine française; mais ils n'ont pas été beaucoup plus heureux dans leurs explications. Convaincus d'une part que l'irritation fait le fonds de l'ophthalmie dans toutes ses périodes, et que les médicaments que nous venons d'énumérer sont excitants, les uns disent vaguement que ces moyens agissent

quelques détails sur les phénomènes de cette maladie, bien qu'ils soient assez connus.

L'ophthalmie aiguë peut être grave ou légère.
Dans l'un et l'autre cas, on remarque les symptômes qui caractérisent les inflammations des
autres parties ; plus une série de phénomènes
particuliers relatifs aux fonctions de l'organe
affecté.

---

en changeant le mode d'irritation de la partie malade ; les
autres, en ramenant la phlegmasie de l'état chronique à
l'état aigu : ce qui signifie que l'état chronique cède à l'état
aigu. Nous ne rejetons pas cette dernière explication, mais
il reste à dire en quoi l'ophthalmie aiguë diffère de l'ophthalmie chronique.

Il nous paraît qu'il vient un temps dans le cours les
phlegmasies, et particulièrement de l'ophthalmie, où l'irritation tombe, sinon complètement, du moins en grande
partie. Ce temps ne peut être estimé par le nombre de jours,
mais par la différence des symptômes : la douleur cesse, la
lumière est moins incommode, la sécrétion des larmes moins
abondante, la rougeur de la conjonctive est aussi moins
vive, etc. L'engorgement est alors l'élément principal ; nous
ne disons pas pour cela que l'irritation soit entièremeni nulle ;
nous ne disons pas que la partie malade soit plus faible que
dans l'état naturel ; mais elle est faible relativement au degré
de forces dont elle a besoin pour se dégorger ; car, comme le
dit fort bien M. Broussais, il faut des forces pour que la résolution s'opère. (*Histoire des phlegmasies chroniques,* I, 534.)
D'où nous concluons que c'est en élevant le ton des parties
malades, que les astringents dissipent l'engorgement de la
conjonctive que nous regardons comme le principe de l'ophthalmie chronique.   (*Note des traducteurs.*)

Dans l'ophthalmie *aigue légère*, l'intérieur des paupières et le blanc de l'œil sont plus rouges qu'à l'ordinaire. ; le malade éprouve une sensation de chaleur, accompagnée de pesanteur, de prurit et de picottements, comme s'il avait des grains de sable dans les yeux ; s'il est un point de la conjonctive plus douloureux que les autres, les vaisseaux s'y dessinent d'une manière plus prononcée que dans le reste de son étendue. Le malade tient les paupières à demi fermées, à cause de la douleur qu'il éprouve à les ouvrir, et pour modérer l'impression de la lumière, à laquelle il ne saurait s'exposer sans augmenter la cuisson, la douleur et la sécrétion des larmes ; s'il est naturellement très-irritable, le pouls devient un peu plus fréquent, principalement vers le soir ; il s'inquiète, se tourmente ; la chaleur de la peau est sèche ; il y a des frissons passagers, et dans quelques cas du dégoût et des nausées.

L'ophthalmie dont nous parlons est souvent de nature rhumatismale, ou, pour parler comme le vulgaire, elle est l'effet d'un *coup d'air*, ou d'une fluxion qui se porte à-la-fois sur les yeux, le nez, la gorge et la trachée-artère. Cette fluxion reconnaît assez souvent pour cause les variations de l'atmosphère, le passage brusque du chaud au froid, l'influence des vents du nord ; les voyages dans des lieux humides et malsains, ou sablonneux pendant les chaleurs de l'été, la longue exposition des yeux aux rayons du soleil, etc. Il n'est donc pas étonnant que cette maladie règne fréquemment d'une manière épidémique, et qu'elle attaque indistinctement les personnes de tout âge et de tout sexe. Il est des cas particuliers où cette affection dépend de l'embarras de l'estomac : cela s'observe chez les sujets faibles, et chez ceux qui sont adonnés à la débauche ou qui se nourrissent d'aliments indigestes. Au reste, outre l'état général de la constitution, et la manière de vivre du malade, l'embarras de l'estomac s'annonce par des symptômes qui ne permettent pas de le méconnaître : tels sont le dégoût, les envies de vomir, une répugnance pour les substances animales, la céphalalgie sus-orbitaire, la saleté de la langue, la fétidité de l'haleine, etc. La même maladie est quelquefois produite par la suppression d'une évacuation sanguine habituelle.

Lorsque l'ophthalmie aiguë est très-légère, elle cède assez promptement à la diète et aux purgatifs doux, comme un grain de tartre stibié étendu dans une livre et demie de décoction de chiendent. On répète ce moyen pendant quelques jours, pourvu qu'il n'en résulte pas des évacuations alvines trop abondantes. Quant aux moyens locaux, après avoir acquis la certitude qu'il ne s'est pas introduit de corps étranger entre l'œil et les paupières, on prescrira de fréquentes lotions sur la partie malade avec l'eau de mauve tiède, et des applications souvent répétées d'herbes émollientes bouillies dans du lait (1). A peine est-il besoin de faire observer que si l'ophthalmie était entretenue par un embarras gastrique, le meilleur ou plutôt le seul moyen de la faire cesser promptement, serait de provoquer le vomissement; au contraire s'est-elle manifestée à la suite de la suppression d'un écoulement de sang habituel, des menstrues, des hémorroïdes ou d'un epistaxis, rien ne peut suppléer l'application des sangsues aux environs du lieu par où se faisait l'effusion naturelle. Enfin on appliquera des cataplasmes émollients sur les yeux, topiques d'autant plus nécessaires que les symptômes inflammatoires, et notamment la douleur et la cuisson, sont plus rebelles.

A la faveur de ce traitement, l'ophthalmie parcourt ordinairement sa première période dans l'espace de quatre ou cinq jours. Sa terminaison est annoncée par des symptômes non-équivoques : le malade ne se plaint plus de ce sentiment d'ardeur et de cuisson qu'il éprouvait au début de la maladie; il se sent soulagé; il ouvre les yeux avec facilité, et supporte une lu-

---

(1) Pour faire ces sachets, on substituera avec avantage un morceau de voile très-fin à la toile de lin.

mière modérée , sans éprouver une sécrétion de larmes plus abondante que la sécrétion de mucus qui s'observe sur la fin de l'inflammation des autres membranes muqueuses.

A cette époque, quoique le blanc de l'œil soit encore rouge et paraisse toujours enflammé, il ne l'est pas réellement : mais l'ophthalmie n'est plus dans sa première période. A l'état inflammatoire a succédé l'atonie des vaisseaux de la conjonctive qui tapisse le globe de l'œil et la face interne des paupières. C'est au praticien de suivre les indications de la nature ; c'est à lui de varier le traitement de l'ophthalmie d'après les changements qu'elle a subis. Loin d'insister sur les applications émollientes, il devra donc leur substituer les astringents et les excitants, comme, par exemple , une dissolution de sulfate de zinc, ou d'acétate de plomb (huit grains dans six onces d'eau), à laquelle on ajoutera quelques gouttes d'alcool camphré. On fait instiller quelques gouttes de ce collyre dans les yeux , toutes les deux heures, ou l'on baigne ces organes dans ce même liquide à l'aide d'un petit vase approprié à cet usage. A la faveur de ce traitement , les vaisseaux de la conjonctive reprennent bientôt l'énergie qu'ils avaient perdue , et le reste de l'ophthalmie se dissipe complètement.

Parmi les ophthalmies aiguës, et principalement parmi celles qui sont épidémiques et qui dépendent de l'intempérie de la saison, il en est de si légères, que la période inflammatoire se fait à peine remarquer et disparaît promptement et d'elle-même. C'est peut-être le seul cas d'une inflammation érysipélateuse (et telle est ordinairement l'ophthalmie) où l'on puisse appliquer avec succès, et dès le principe de la maladie, des topiques froids et résolutifs, tels que l'eau froide aiguisée avec quelques gouttes de suc de limon ou de vinaigre, l'eau de roses aluminée dans laquelle on a fait dissoudre un blanc d'œuf, etc. Or ces topiques sont toujours plus ou moins nuisibles dans la période inflammatoire de l'ophthalmie, quelque modérée qu'elle soit, si cette période dure quelques jours.

L'ophthalmie *aiguë grave* se présente avec le même appareil de symptômes que celle dont nous venons de parler, mais ils sont plus intenses et plus durables. En effet, le malade se plaint d'une chaleur brûlante dans les yeux : ces organes et les sourcils sont dans un état de spasme violent, l'impression de la lumière la plus faible est insupportable, le larmoiement est quelquefois continuel et très-abondant, les larmes sont âcres et mêlées avec une certaine quantité de mucosité plus ou moins épaisse qui tend à coller les paupières ensemble. D'autrefois au contraire la sécrétion de ces fluides est entièrement sus-

pendue, le globe de l'œil est sec, la douleur de
tête insupportable sur-tout vers la partie postérieure ; le malade est tourmenté d'une insomnie opiniâtre ; il y a de la fièvre ; la pupille
est resserrée, la conjonctive teinte en rouge
dans toute son étendue, et les amas de petits
vaisseaux qui rampent à sa surface, au lieu d'être
distincts et séparés par un réseau de capillaires
déliés, comme dans l'ophthalmie légère, sont
ici réunis et confondus de manière à simuler
une sorte d'excroissance qui s'élève du globe de
l'œil, et proémine entre les paupières.

Si, malheureusement la maladie fait encore de
nouveaux progrès, les vaisseaux capillaires, déja
très-distendus, finissent par se rompre, et le
sang s'infiltre dans le tissu cellulaire qui unit
la conjonctive à la sclérotique ; la première de
ces membranes s'éloigne de la seconde, se bour-
soufle et forme au-devant de l'œil une espèce
de masse spongieuse au milieu de laquelle la
cornée paraît enfoncée comme dans une fosse.
C'est lorsque l'ophthalmie est parvenue à ce
degré qu'on la désigne sous le nom de *Ché-*
mosis.

Le plus ordinairement l'ophthalmie occupe
les parties externes de l'œil ; quelquefois cependant elle se borne aux parties intérieures, ou
du moins celles-ci sont plus grièvement affectées
que celles-là. On juge que l'ophthalmie est in-

terne, lorsque l'intensité de la douleur que le malade éprouve au fond de l'orbite n'est pas au début en rapport avec le degré d'altération extérieure de la conjonctive et des paupières: je dis au début, car, peu de temps après son invasion, l'irritation se communique des parties internes aux parties extérieures de l'œil. Quant à la cause qui produit les accidents dont s'accompagne l'ophthalmie interne, il me semble que lorsqu'on considère le peu d'altération qui paraît au dehors, l'appréhension du malade pour la plus faible lumière, la teinte rosée de l'iris, le resserrement de la pupille, le trouble et l'aspect rougeâtre de l'humeur aqueuse, il me semble, dis-je, raisonnable de penser que, dans le plus haut degré de cette maladie, comme au reste dans l'ophthalmie externe très-intense, il se fait quelquefois un petit épanchement sanguin dans les chambres de l'œil, et plus particulièrement encore entre la choroïde et la sclérotique. C'est à cet épanchement qu'il faut surtout attribuer l'issue le plus souvent funeste de l'ophthalmie interne, qui se termine ordinairement par l'amaurose, lorsqu'elle n'entraîne pas la fonte purulente de l'œil.

Lorsque l'ophthalmie aiguë est très-intense, elle réclame promptement la méthode antiphlogistique dans sa plus grande extension. L'expérience a démontré que la lenteur qu'on met à recourir aux évacuants, et sur-tout la timidité avec laquelle on pratique les émissions sanguines, sont les causes qui tendent le plus directement à favoriser le chémosis, la suppuration, l'épanchement d'une lymphe concrescible dans l'intérieur de l'œil, et le passage de l'état aigu à l'état chronique (1). Voulez-vous prévenir ces funestes accidents, hâtez-vous d'ouvrir les veines du bras ou du pied, et laissez couler abondamment le sang, en ayant égard cependant à l'âge et au tempéramment du malade (2). Après

----

(1) *Voyez* les préceptes et les observations pratiques de Galien. *De Curat. rar. per. Sanguinis Missiones*, cap. 17.

(2) A la manière dont s'exprime M. Scarpa au sujet des saignées générales, il paraît qu'il prescrit indistinctement celle du pied ou celle du bras. Ceux qui croient que la circulation est exclusivement soumise aux lois de l'hydraulique, ne mettent en effet aucune différence entre ces saignées. Qu'importe disent-ils, qu'on tire du sang de tel ou tel vaisseau puisqu'ils communiquent tous ensemble? Mais la pratique de la médecine n'a pas confirmé les explications des théories mécaniques. Elle a prouvé que l'ouverture de la saphène est infiniment préférable à celle de la basilique ou de la céphalique, du moins dans le principe de l'ophthalmie : je dis dans le principe, car lorsque l'ophthalmie existe depuis un certain temps, à plus forte raison lorsqu'elle est ancienne, la saignée de la jugulaire agit plus efficacement que celle du pied. « J'ai adopté pour principe, dit M. Demours, de faire saigner dans toutes les phlegmasies de l'œil, lorsque la présence d'une lumière modérée excite un sentiment de douleur. La

les saignées générales, on appliquera des sangsues près des paupières et particulièrement au
voisinage du grand angle de l'œil (1). Mais, je

saignée du pied pour commencer est préférable à toutes les
autres, même à celle de la jugulaire, qui vient, en rang
d'utilité, immédiatement après, et peut même la remplacer.
Je fais faire le plus souvent la saignée du pied, ainsi que
celle du bras, en deux temps, à une heure ou environ d'intervalle. Autrefois on abusait peut-être de la saignée, aujourd'hui il me semble qu'on la néglige trop. On ne doit
point en être économe dans le cas d'ophthalmie grave. Je
prodigue les saignées du pied et de la jugulaire, lorsque
l'inflammation est portée au point de faire craindre un
abcès dans la cornée, sur-tout lorsqu'il y a des douleurs
par élancements dans le globe, dans l'orbite et dans la tête. »
(*Traité des maladies des yeux*, tom. I, p. 238.)

(*Note des traducteurs.*)

(1) M. Demours veut qu'on applique les sangsues, moitié
à la paupière inférieure le long des cils, et moitié à la tempe
près de l'œil ; mais jamais à la paupière supérieure, ni à la
tempe, plus haut que la commissure externe des paupières.
Il les fait poser aussi derrière les oreilles, et même sur la
conjonctive palpébrale. Je me trouve souvent très bien, dit-
il, d'en placer une à la face interne de la paupière inférieure.
Il faut pour cela choisir une des plus petites ; elle ne reste en
place que trois ou quatre minutes, et le sang s'arrête peu
après qu'elle est tombée. Cet habile oculiste ajoute qu'il n'a
jamais vu résulter aucun inconvénient de ce moyen, et qu'il
en retire tous les jours les plus grands avantages. (*Loc. cit.*
tom. I, p. 235.)

M. Velpeau a consigné dans le nouveau journal de médecine (juillet 1820) cinq observations également favorables

le répète, les saignées locales doivent être toujours précédées des saignées générales, hors les cas où l'ophthalmie s'est manifestée à la

---

à cette méthode, dont quatre ont été recueillies à la clinique de M. Bretonnau, médecin en chef de l'hôpital-général de Tours, et l'autre dans sa pratique particulière. Ces observations sont toutes remarquables par le soulagement qui succéda à l'application des sangsues, et par la promptitude avec laquelle il se manifesta. Quoique affecté d'une ophthalmie interne, le sujet de la première observation guérit aussi facilement que les autres. Mais plus hardi que M. Demours, M. Bretonnau ne se contente pas de faire appliquer une seule sangsue, il en fait appliquer deux, trois à la fois, augmente même ce nombre le lendemain et le surlendemain, si le cas l'exige, et puis le diminue graduellement à mesure que l'inflammation se dissipe.

Barthez voulait qu'on attendît, pour pratiquer des saignées locales près du siége de la maladie, que la fluxion fut déja *fixe et bornée;* mais lorsqu'elle était commençante, il conseillait de faire ces saignées loin de la partie malade, et de faire précéder les effusions sanguines générales, dans tous les cas de pléthore ou d'orgasme de la masse du sang. J'ai vu très-fréquemment, dit-il, des fluxions inflammatoires sur les yeux qui auraient été d'abord faciles à résoudre, devenir ou fort graves, ou long-temps rebelles, parce qu'on avait appliqué dans leurs premiers temps, et sans avoir fait précéder une évacuation générale convenable, des sangsues aux tempes, ou à d'autres parties voisines des yeux affectés. (*Mémoire sur le traitement méthodique des fluxions,* p. 14.)

Nul doute qu'on ne doive commencer par les saignées générales, toutes les fois qu'elles sont indiquées; mais depuis qu'on pratique des évacuations locales très-abondantes, on ne

suite de la suppression d'une effusion de sang habituelle ; car alors il vaut mieux appliquer les sangsues aux environs du lieu par où se faisait cette effusion. Ainsi, au lieu de les placer aux environs des yeux, on les mettrait à l'anus si l'on

---

sent plus la nécessité de recourir aussi souvent à la phlébotomie que dans le siècle passé. Sous ce rapport, la pratique des médecins modernes est conforme à celle des anciens ; car Barthez lui-même dit (p. 13) que ces derniers, qui faisaient des saignées locales très-fortes, pouvaient remédier à la pléthore par la même saignée qu'ils employaient pour produire la dérivation. Mais chez les modernes, ajoute-t-il, les saignées dérivatives étant beaucoup moins considérables, ont communément des effets nuisibles lorsqu'on n'a point fait précéder les évacuations générales qui peuvent être indiquées. Cette observation était sans doute juste du temps de Barthez, mais elle est aujourd'hui superflue, car jamais on ne pratiqua des saignées locales plus abondantes.

Ainsi la nature nous laisse en quelque sorte le choix ; elle nous permet au début de l'ophthalmie de pratiquer une saignée générale ou d'appliquer des sangsues : tout dépend du nombre de ces dernières. Si ce nombre est petit, nul doute qu'il faut commencer par une saignée générale pour remédier à la pléthore, et pour rompre la tendance du mouvement fluxionnaire ; mais on ne peut suppléer à la phlébotomie qu'en augmentant le nombre des sangsues, et en faisant couler abondamment le sang ; alors la pléthore générale cède à l'effusion locale, et la fluxion artificielle, provoquée par les sangsues, s'épuise dans le lieu même de leur application par l'abondance de l'hémorragie. (Latour, *Histoire des hémorragies.*) tom. II, p. 67.

(*Note des traducteurs.*)

voulait rappeler les hémorroïdes, aux grandes lèvres s'il s'agissait de rétablir les règles, etc.

Il y a peu de temps que j'ai donné des soins à une jeune fille de 19 ans; elle avait une ophthalmie des plus graves, laquelle s'était manifestée peu de temps après la suppression subite des menstrues. Je prescrivis d'abord une large saignée du bras, après quoi je fis appliquer des sangsues aux grandes lèvres; l'effet en fut si prompt qu'en moins de vingt-quatre heures la malade se sentait très-soulagée, et que les symptômes de l'ophthalmie avaient considérablement diminué. J'ai vu plusieurs fois la même chose dans des ophtalmies qui étaient survenues à la suite de la suppression du flux hémorroïdal, d'une hémorragie nasale, etc.

Néanmoins les saignées générales, même abondantes, et les sangsues ne suffisent pas toujours dans le *chémosis*. Lorsque l'inflammation est parvenue à ce degré d'intensité, il faut évacuer sans délai le sang extravasé dans le tissu cellulaire qui unit la conjonctive à l'hémisphère antérieur du globe de l'œil. Le moyen le plus simple pour cela consiste à emporter la surface externe de cette membrane avec des ciseaux courbes sur le plat, jusqu'à l'union de la cornée avec la sclérotique. Ainsi, l'on donne une issue prompte et facile au sang épanché derrière la conjonctive, et à celui qui distend

encore ses vaisseaux. Cette opération est infiniment préférable aux scarifications préco-
nisées par la plupart des auteurs ; en effet,
non - seulement ces scarifications ne suffisent
pas pour évacuer le sang épanché, mais encore elles augmentent l'irritation et par suite le
mouvement fluxionnaire, en sorte qu'elles fa-
vorisent la congestion au lieu de la diminuer (1).

Après les saignées, on excitera les évacuations alvines par de doux laxatifs, comme la
pulpe de tamarins, la crême de tartre, le tartre
soluble, le sel d'Epsom et autres. Mais si l'estomac se trouve embarrassé, il faut prescrire
un émétique, et faire prendre au malade pendant plusieurs jours consécutifs, et à doses
réfractées, une dissolution d'un grain de tar-

---

(1) Pour arrêter les progrès de l'ophthalmie aiguë, Wardrop
propose d'évacuer l'humeur aqueuse en perçant la cornée au
moyen d'une aiguille droite, tranchante sur ses deux bords,
ou avec la pointe d'un bistouri à lame étroite. Je ne puis
rien dire de cette pratique ; mais les observations rapportées
par Wardrop tendent à prouver que l'évacuation même
momentanée de l'humeur aqueuse, suffit pour faire cesser
l'excessive distension du globe de l'œil et pour rétablir le
calme ; je dis l'évacuation *momentanée*, car il n'est point
de médecin qui ne sache que l'humeur aqueuse se répare en
quelques minutes. Mais que peut la théorie contre la pratique ? *On the effects of evacuating the aqueous humor in inflammation of the eyes ; London* 1816.

tre stibié et de deux gros de crême de tartre dans une livre de tisane de chiendent, ou de petit lait.

Parmi les moyens externes, l'un des plus efficaces est l'application d'un vésicatoire à la nuque; mais il faut la faire toujours précéder des saignées et des purgatifs (1). L'utilité de ce moyen ne vient pas de l'afflux de sérosité qu'il provoque dans le lieu de son application, mais

---

(1) HOFFMANN. *Medicinæ ration. system. Tom. IV. part. I,* sect. 2, *Setacea et vesicatoria non facile applicanda in plethoricis, nisi soluta prius plethora, et alvo, præsertim in cacochymicis, subducta.*

Cette règle est de la plus grande importance : Si l'on s'avisait d'appliquer un vésicatoire à la nuque, ou derrière les oreilles avant d'avoir calmé l'irritation, loin d'agir comme révulsif, il agirait comme irritant, et l'effet en serait d'autant plus ressenti par l'œil malade, que cet organe est affecté d'inflammation; par la même raison, il faut être très-réservé sur l'emploi de ce moyen chez les tempéraments sanguins. » Nous pensons, dit M. Boyer (*Traité des maladies chirurgicales,* tom. V, p. 371), que le vésicatoire agit chez les tempéraments sanguins, plutôt comme stimulant général que comme dérivatif, et que par conséquent il ne saurait convenir dans la première période de l'ophthalmie. Les personnes nerveuses au contraire chez qui la douleur prédomine sur les autres symptômes inflammatoires peuvent être soulagées par l'application d'un vésicatoire derrière le cou ou les oreilles, sur-tout lorsqu'on a le soin de n e le faire qu'après avoir pratiqué les saignées générales jugées nécessaires. »   (*Note des traducteurs.*)

uniquement du point d'irritation qu'il y détermine, irritation qui suspend, pour ainsi dire,
le travail morbifique en l'obligeant à changer de
place. L'observation a prouvé que la nuque et la
partie postérieure des oreilles sont de toutes les
parties de la tête celles qui sympathisent le mieux
avec les yeux. C'est ainsi que le lobe des oreilles
sympathise plus particulièrement avec les dents,
le périnée avec la vessie, la peau de l'abdomen
avec les viscères renfermés dans cette cavité, etc.
Il faut excepter cependant les cas où l'ophthalmie dépend d'un embarras de l'estomac; car alors
l'expérience, en confirmant l'efficacité de la méthode de Bonet et de Rivière, a prouvé que les
vésicatoires et les cautères appliqués à la nuque
sont plus nuisibles qu'utiles.

Quant aux moyens qu'il convient d'appliquer
sur le siége même du mal (nous ne parlons pas
ici de l'ophthalmie produite par une cause *spécifique*), ce sont les topiques émollients, tels que
les sachets de mauve bouillie dans du lait frais,
ou les cataplasmes de mie de pain et de lait safrané, la pulpe de pomme cuite, une forte décoction de têtes de pavots, et autres moyens
de la même classe, dont on renouvellera l'application toutes les deux heures au plus. Rien
n'est plus propre à modérer le sentiment d'ardeur que le malade éprouve dans les yeux que
d'introduire avec la pointe d'un stylet, entre le

globe de l'œil et les paupières, un blanc d'œuf frais ou du mucilage de semences de psilium préparé dans l'eau distillée de mauve. Le malade se tiendra dans son lit, la tête aussi élevée que possible, et s'abstiendra soigneusement de tout ce qui pourrait arrêter la transpiration. Enfin, si les paupières ont une grande tendance à se coller ensemble, ce qui arrive souvent surtout pendant la nuit, il les enduira tous les soirs en se couchant, avec un liniment composé d'huile et de cire. L'observation de ce précepte est très-importante; car rien n'est plus favorable aux progrès de l'ophthalmie que le séjour des larmes entre les paupières et le globe de l'œil (1).

Sous l'influence de ces moyens, administrés

---

(1) *Sed neque ad multum tempus claudere occulos conducit, maximè si fluxionem calidam habeat. Lachryma enim suppressa calefacit.* Hippocrat. *de Visu.*

Il est des individus dont les yeux sont doués d'une si grande sensibilité qu'ils ne peuvent supporter le poids des cataplasmes, ni même celui des compresses imbibées d'une décoction émolliente. On remplacera ces moyens par des fumigations qu'on dirigera sur les yeux à la faveur d'un entonnoir placé sur un vase rempli d'un liquide émollient, dont on entretient l'ébullition au moyen d'une lampe à esprit-de-vin. Ces fumigations doivent être répétées au moins toutes les deux heures, et continuées pendant quinze ou vingt minutes, avec la précaution de tenir l'œil assez éloigné de l'appareil fumigatoire pour qu'il ne soit pas incommodé par une trop forte chaleur.

à temps et selon les règles que nous venons d'indiquer, la période inflammatoire se dissipe le plus souvent le cinquième, le septième ou le onzième jour. Ce changement s'annonce par des phénomènes qui ne permettent pas de le méconnaître; plus de fièvre, plus d'ardeur, ni de douleurs lancinantes dans les yeux; les paupières se dégorgent et se couvrent de rides, le calme se rétablit et l'appétit revient.

Dans le principe, les yeux étaient secs, arides, ou s'il en découlait une humeur, elle était claire, irritante; elle est maintenant muqueuse et son écoulement est suivi d'un grand soulagement; le malade ouvre et ferme les paupières sans efforts et sans douleurs; il peut supporter une lumière modérée, et les humeurs renfermées dans l'intérieur de l'œil ne sont plus troublées par des matières étrangères.

A cette période de la maladie, quand même les yeux seraient encore rouges et la conjonctive engorgée, il faut renoncer aux antiphlogistiques, et les remplacer (excepté les cas de rescision de la conjonctive dont il sera parlé plus bas) par des astringents et des corroborants, parmi lesquels je citerai le sel de Saturne, ou sulfate de zinc (six grains), avec le mucilage de semences de coing (une once) et quelques gouttes d'esprit-de-vin camphré : le tout étendu dans six onces d'eau distillée simple, ou de plantain. Quant à la manière d'employer ces collyres, on en fera pénétrer quelques gouttes, toutes les deux heures, entre les paupières, ou l'on en composera un bain dans lequel on plongera les yeux à la faveur d'un petit vase approprié à cet usage. Il est bon d'avertir à cette occasion qu'on rencontre assez souvent des sujets qui ne peuvent supporter les applications froides sur les yeux, sur-tout en hiver; ce n'est pas une raison pour renoncer aux collyres que nous venons d'indiquer, mais il faut les faire tiédir dans le principe, et en diminuer chaque jour la température, jusqu'à ce que la sensibilité des malades permette de les employer entièrement froids.

Un autre moyen également efficace dans la seconde période de l'ophthalmie, c'est-à-dire lorsque la faiblesse forme le principe de l'inflammation, c'est la teinture thébaïque de la pharmacopée de Londres (1), dont on fait in-

---

(1) *Rec. Opii colati,*   *unciam unam.*
   Cinnamom.
   Caryophyl. arom.   *a a*   *drachmam semis.*
   Vini albi meraci,   *libram semis.*
Macera per hebdomadam sine calore ; deinde per chartam cola. Adde, posteaquam colata sunt spiritus vini tenuioris vicesimam circiter partem, ut tutiora sint a fermentatione. Reponere oportet vitreis ampullis accuratè obturatis.

Pour rendre cette teinture moins stimulante, il suffira

stiller deux ou trois gouttes entre les paupières, deux fois par jour, ou le soir seulement, jusqu'à parfaite guérison. Au moment où ce liquide se répand sur le globe de l'œil, il produit une cuisson assez vive ; mais cette sensation disparaît promptement, et, le lendemain matin, l'état de l'œil est sensiblement amélioré. Mais, je le répète encore, autant ce collyre est efficace dans le second degré de l'ophthalmie, autant il est nuisible dans le premier ; il faut donc toujours faire précéder son administration des saignées et des purgatifs ; en d'autres termes, il faut préalablement dissiper l'irritation (1).

---

d'augmenter la dose de l'opinm. Quant à la manière de s'en servir, au lieu de la faire tomber directement sur le globe de l'œil, il est plus convenable de la faire entrer par l'angle interne de cet organe, d'où elle s'étend ensuite lentement sur le reste de la conjonctive.

Ceux qui croient pouvoir substituer, dans le même cas, le laudanum liquide à cette teinture se trompent étrangement.

(1) *Observation sur l'ophthalmie, par James Ware.* (Voy. *Bibliothèque méd. phys. du Nord*, tom I. « Cependant il ne faut pas s'attendre que ce collyre procure un soulagement aussi prompt dans tous les cas. Quelquefois il faut beaucoup plus de temps pour qu'il produise ce bon effet. J'ai même vu certains cas où le premier usage de la teinture thébaïque n'a pas procuré le moindre adoucissement ; mais la plupart de ces cas étaient de ceux où l'inflammation des yeux n'avait encore duré que peu de temps, où les yeux paraissaient très-

J'affirme sur mon expérience qu'il n'y a point d'exagération dans ce que dit Ware sur l'utilité de ce remède, administré prudemment et dans les circonstances convenables.

Le cas n'est plus le même lorsqu'on a pratiqué la rescision de la conjonctive pour s'opposer aux progrès du *chémosis* ; alors il reste à traiter une ulcération qui repousse l'usage des stimulants, car ils rappelleraient infailliblement les symptômes inflammatoires. Il faut s'attacher au contraire à calmer l'irritation et à favoriser la suppuration de la plaie faite à la conjonctive, par des fomentations d'eau de mauve ou de lait frais : cette suppuration se présente sous la forme d'un enduit muqueux. A la fin du second degré de l'ophthalmie, lorsque l'inflammation est purement asthénique, les bords de la plaie se rapprochent peu à peu, et finissent par se cicatriser entièrement.

Dès que le malade pourra supporter sans inconvénient une lumière modérée, on cessera l'usage des topiques ; mais on aura l'attention de placer un morceau de taffetas vert ou noir devant les yeux, en guise de rideau, pour donner au malade la faculté d'ouvrir et de fermer les paupières à volonté, sans avoir à redouter les

---

brillants, et où la lumière causait au malade des douleurs très-vives. »

effets d'une lumière trop vive. Enfin on aura soin d'éclairer progressivement la chambre du malade jusqu'à ce qu'il soit en état de supporter toute la clarté du jour ; car rien n'est plus propre à entretenir, et même à augmenter la sensibilité de l'organe de la vision, et par conséquent à prolonger la maladie, que de faire coucher les malades dans un lieu parfaitement obscur, ou les yeux couverts d'un bandage plus long-temps que la nature de la maladie ne l'exige.

Quoique ce qu'on vient de lire sur les phénomènes et le traitement de l'ophthalmie aiguë grave me paraisse suffisant pour diriger les jeunes médecins dans leur pratique, cependant je ne puis m'empêcher de faire mention d'une forme particulière de cette même affection. Assez analogue, quant à ses symptômes, avec les autres ophthalmies aiguës, elle en diffère en ce que, peu de temps après son origine, elle s'accompagne d'un écoulement très-abondant de matière puriforme. L'ophthalmie, dont je veux parler, affecte les enfants peu de temps après leur naissance, ou se manifeste chez les adultes à la suite de la suppression subite d'une gonorrhée virulente, ou du transport immédiat du virus vénérien sur les yeux : d'où les noms *d'ophthalmie des nouveaux-nés*, et *d'ophthalmie gonorrhoïque*.

La première de ces ophthalmies attaque, dis-je , les enfants peu de temps après leur naissance, ou ceux qui sont encore à la mamelle. Dès l'apparition de cette terrible maladie, les paupières acquièrent un tel degré d'engorgement qu'on ne peut plus les écarter l'une de l'autre, encore moins les renverser en dehors. Que si le malade y parvient avec peine , on est fort étonné de voir la membrane interne des paupières convertie en une substance villeuse, assez semblable à celle de l'intestin rectum lorsqu'elle se renverse dans les efforts que font les enfants pour aller à la garde-robe.

Quelquefois pourtant il arrive que pendant les cris de l'enfant les paupières se renversent d'elles-mêmes, et restent dans cette position jusqu'à ce qu'on les rende à leur état naturel. A la période inflammatoire qui est de courte durée, succède un écoulement abondant et continuel de mucosités puriformes, sécrétées en partie par les glandes de Meibomius, en partie par la membrane qui tapisse l'intérieur des paupières, et par la conjonctive elle-même. Au début de cette maladie, la fièvre est déja forte, les cris , les veilles et les tremblements sont continuels ; enfin il se manifeste souvent des vomissements ou des déjections alvines jaunâtres et très-fétides.

Les médecins ne sont pas d'accord sur les causes qui produisent cette maladie : les uns l'attribuent au froid qui frappe subitement les nouveaux-nés ; d'autres, à la chaleur des langes qui servent à les envelopper; ceux-ci, à l'intensité de l'irritation causée par une lumière trop vive ; ceux-là, à la leucorrhée dont la mère est affectée pendant la grossesse et pendant le travail de l'enfantement; enfin, il en est d'autres qui la font dépendre d'une gonorrhée ou de tout autre écoulement irritant venant du vagin. De toutes ces opinions sur l'étiologie de l'ophthalmie des nouveaux-nés, la plus vraisemblable, à notre avis, est celle qui la fait dériver de l'application immédiate d'un principe irritant sur les bords libres des paupières de l'enfant, à son passage à travers le vagin. En effet, cette maladie s'observe le plus souvent chez les enfants issus de mères affectées d'un écoulement blanchâtre, et l'on a remarqué qu'elle est très-grave lorsque cet écoulement est de nature vénérienne, ou lorsqu'il existe des ulcères au vagin, ou aux parties externes de la génération. A la vérité, l'on a vu quelquefois l'ophthalmie purulente sur des enfants dont les mères étaient exemptes de fleurs blanches, *et vice versá;* mais outre que cela ne prouve pas que la leucorrhée n'en soit la cause la plus fréquente, il faut observer que cette affection est quelquefois très-légère, et même intermittente; en sorte que les femmes la regardent comme une chose peu importante, et qu'elles en nient l'existence. En se-

cond lieu, personne n'ignore qu'il est des individus qui jouissent du privilége d'être insensibles
à l'action de certains principes contagieux.

Quoi qu'il en soit, il est digne de remarque
que l'ophthalmie purulente des nouveaux-nés
est beaucoup plus fréquente dans le peuple
que dans les autres classes de la société, et
qu'elle est très-commune dans les hôpitaux
destinés aux enfants-trouvés. C'est que les
soins de propreté, dont les personnes aisées
font usage, diminuent sans doute l'âcreté de la
matière de la leucorrhée; du moins est-il incontestable que, lorsque l'écoulement vaginal
est vénérien, ou d'une nature très-irritante,
l'ophthalmie est extrêmement grave. Ajoutez
à cela que l'ophthalmie purulente des enfants
est contagieuse. En vain dirait-on que les eaux
de l'amnios ont dû entraîner avec elles les mucosités sécrétées par la membrane qui revêt l'intérieur du vagin : quelque abondantes que soient
ces eaux, il est bien difficile de croire qu'elles
ne laissent pas une quantité de matière suffi-
sante pour produire l'effet dont nous parlons.

Au reste, quelque vraisemblable que puisse
paraître notre opinion sur la cause de l'ophthalmie purulente des nouveaux-nés, il ne faut
pas rejeter entièrement celles que nous avons
énumérées plus haut. Aussi, je voudrais qu'il
fût enjoint aux sages-femmes de laver tout le

corps et particulièrement les bords libres des paupières de l'enfant aussitôt qu'il est né, avec un mélange d'eau et de vin tièdes ; d'injecter de l'eau de mauve à la même température entre les paupières et les yeux, pendant plusieurs jours de suite ; de préserver le nouveau-né du contact de l'air froid, ainsi que de l'action d'un feu trop ardent, et de le placer dans un lieu dont la clarté ne blesse pas la sensibilité de ses yeux.

Lorsqu'on n'a pu prévenir l'écoulement puriforme des paupières et de la conjonctive, il est urgent d'en arrêter le cours : autrement, la cornée s'obscurcit, se tuméfie et dégénère bientôt en *staphylome*. Dès l'apparition de cette maladie, hâtez-vous donc de recourir aux antiphlogistiques, aux délayants, aux sangsues et même à la saignée générale, si le malade est pléthorique. Après ces moyens, rien n'est plus utile que l'application d'un vésicatoire à la nuque, surtout si l'ophthalmie s'est manifestée à la suite de la rétropulsion d'une affection exanthématique de la tête ; de plus, on fera passer un purgatif composé de sirop de rhubarbe et de chicorée uni à un peu de magnésie ; et l'on recommandera à la nourrice de ne pas gorger le petit malade de lait et de bouillie, et de ne pas l'emmaillotter dans des langes grossiers et épais, comme le font nos dames, même dans la saison la plus chaude de

l'année. Enfin, si l'on a des raisons de soupçon-
ner que le lait dont se nourrit l'enfant a quelque part à cette affection, on changera de nourrice, ou on lui fera prendre des remèdes pour
améliorer l'état de l'estomac, et par suite celui
des humeurs.

Malheureusement, dans la classe indigente de
la société où l'ophthalmie dont nous parlons
est très-commune, le plus souvent le médecin
n'est appelé qu'au second degré de la maladie, c'est-à-dire après la période inflammatoire, et lorsque l'écoulement puriforme est
déja bien établi. Au début et pendant toute la
durée de la première période, outre les anti-
phlogistiques généraux, on appliquera sur les
paupières des sachets d'herbes émollientes bouillies dans le lait et saupoudrées de camphre, ou
bien encore un cataplasme de mie de pain et de
lait safrané, ou de pommes cuites saupoudrées
de camphre. Mais aussitôt que l'écoulement
vient à se manifester (signe certain du passage
de la première à la seconde période), on remplacera les topiques émollients par des astringents
et des résolutifs, dans l'intention de rendre aux
vaisseaux des paupières et de la conjonctive
l'énergie qu'ils ont perdue, et de réprimer
les fongosités de la membrane interne des
paupières, d'où dépend la sécrétion morbide
dont elles sont le siége. Je conseille à cet effet,

comme un des meilleurs moyens qu'on puisse employer, l'instillation d'une petite quantité d'eau camphrée dans les yeux. Cette eau se compose de parties égales de vitriol romain et de bol d'Arménie, et d'un quart de camphre : le tout bien pulvérisé et bien mêlé. On prend une once de ce mélange, on le jette dans une livre d'eau bouillante, on retire le vase du feu, et on laisse reposer le liquide pendant quelques minutes, afin que les parties les plus grossières gagnent le fond; enfin, on filtre la liqueur. Ce remède s'emploie, dans le principe, de la manière suivante : on met un gros de cette eau camphrée dans deux onces d'eau distillée de plantain froide, et l'on augmente progressivement la dose de l'eau camphrée selon le besoin. On injecte ce collyre au moyen d'une petite seringue. d'ivoire, dont on introduit le bout avec précaution entre les paupières, vers l'angle externe de l'œil; on répète cette injection deux ou trois fois par jour lorsque la maladie est légère, et toutes les heures, dans les cas les plus graves; on applique ensuite sur les paupières un morceau de linge fin enduit d'un blanc d'œuf battu avec de l'alun, et l'on prévient l'adhérence des paupières en frottant leurs bords libres, avec une pommade composée d'huile et de cire.

A la faveur de ce traitement, le flux des paupières cesse ordinairement dans l'espace d'une quinzaine de jours, l'engorgement se dissipe et permet au chirurgien de prendre une connaissance précise de l'état des yeux. Lorsque la cornée paraît encore un peu trouble, on parvient souvent à l'éclaircir avec la teinture thébaïque de la pharmacopée de Londres, et à défaut de ce moyen, avec l'onguent ophthalmique de Janin.

L'ophthalmie *gonorrhoïque* est fort analogue à l'ophthalmie puriforme des enfants, quant à l'intensité de l'inflammation, à l'écoulement dont elle s'accompagne, et à la promptitude avec laquelle elle tend à détruire l'organe de la vision; mais elle en diffère essentiellement par la cause dont elle provient.

Elle peut dépendre 1° de la suppression subite d'une blennorrhagie vénérienne, quoique toute suppression n'ait pas cette conséquence ; 2° d'une véritable inoculation du virus vénérien, transporté par inadvertance des parties génitales sur les yeux (1).

Dans la première supposition, la gonorrhée se supprime tout-à-coup à la suite d'une cause quelconque (abus des liqueurs spiritueuses, ex-

---

(1) Dans l'un et l'autre cas, la suppression de l'écoulement blennorrhagique peut avoir lieu; mais elle est la cause de l'ophthalmie dans le premier, tandis qu'elle en est l'effet dans le second.   (*Note des Traducteurs.*)

position à un air froid et vif, injections astringentes dans l'urètre, etc.), et l'ophthalmie se déclare : la tuméfaction des paupières est d'abord
plus considérable que celle de la conjonctive;
peu de temps après, il se manifeste un écoulement abondant d'une matière jaunâtre tirant un
peu sur le vert, comme dans la blennorrhagie
vénérienne; il y a de la fièvre; les malades se
plaignent de chaleur, de céphalalgie, de douleur vive dans les yeux; ils ont une grande
aversion pour la lumière; et quelquefois on
observe un commencement d'*hypopion* dans la
chambre antérieure. Dans la seconde supposition, l'ophthalmie se déclare lorsque le malade
s'inocule le virus vénérien en se frottant les
yeux avec les doigts, ou avec un linge chargé
de ce virus; toutefois les symptômes indiqués
sont moins violents dans le second cas que dans
le premier.

La plupart des praticiens pensent que, dans
le premier cas, il se fait une véritable métastase,
un transport de la matière gonorrhoïque sur les
yeux; mais cette théorie ne paraît pas également
satisfaisante à tous les esprits. En effet, la suppression subite de la gonorrhée n'est pas toujours suivie de l'ophthalmie puriforme dont nous
parlons ; loin de là, cette affection est rare
comparativement à la fréquence des cas de suppression inopinée de la blennorrhagie. Seconde-

ment, on n'a jamais vu la vérole confirmée succéder à la prétendue métastase du flux gonorrhoïque sur les yeux (1), enfin l'ophthalmie produite par l'inoculation du virus blennorrhagique, c'est-à-dire celle qui provient évidemment du virus vénérien, ne menace jamais l'organe de la vision d'une destruction aussi prompte que l'ophthalmie qu'on dit être le résultat d'une métastase gonorrhoïque. Je me rangerais plutôt du côté de ceux qui regardent ce phénomène comme l'effet d'un rapport sympathique entre l'urètre et les yeux; il est au moins certain qu'il y a analogie de structure entre la membrane interne des paupières et celle de l'urètre, et qu'elles sont l'une et l'autre des productions de la peau. Si cet effet ne se manifeste pas dans tous les cas de suppression inopinée du flux blennorrhagique, c'est sans doute parce que tous les individus ne sont pas doués des mêmes sympathies, ou du moins n'en sont pas doués au même degré.

Quoi qu'il en soit, aussitôt que cette maladie commence à paraître, il faut se hâter d'appaiser l'inflammation, si l'on veut prévenir l'opacité de la cornée et la perte de l'œil. On

____

(1) Bell a fait la même observation, *on Gonorrhœa virul.* Tome I, cap. 1.

saignera donc abondamment les sujets jeunes et
pléthoriques, ainsi que je l'ai dit plus haut; on
leur prescrira les doux relâchants, les boissons
tempérantes, les émulsions de gomme arabique,
les bains tièdes, ou tout au moins les pédiluves
et l'application d'un vésicatoire à la nuque. Le
malade restera dans son lit, la tête élevée, et
tiendra constamment appliqué sur les paupières
un linge trempé dans l'eau végéto - minérale.
Mais dès l'appariton de l'écoulement puriforme
on fera des injections dans les yeux, au moyen
d'un petit syphon d'ivoire avec l'eau de mauve,
pour déterger les parties affectées : et ces injections
seront suivies immédiatement de l'instillation
de quelques gouttes d'eau camphrée, comme si
l'on avait à traiter l'ophthalmie purulente des
enfants; on appliquera sur le périnée un large
cataplasme de mie de pain et de lait safrané,
qu'on renouvellera toutes les deux heures; on
injectera plusieurs fois par jour de l'huile tiède
dans l'urètre, et l'on introduira dans ce canal
une bougie simple dans l'intention de rappeler
l'écoulement blennorrhagique (1). Après avoir

---

(1) Schmuker prétend qu'un mélange de six grains de rhubarbe en poudre et d'un scrupule de nitre, répété toutes les
trois heures, est propre à rappeler la gonorrhée supprimée
tout-à-coup. *Voyez* à ce sujet les *Mémoires de la société médicale d'émulation* de Paris, tom. V, p. 449.

triomphé de la période inflammatoire , ce qu'il
est facile de reconnaître à la cessation de la fièvre,
à la diminution de la douleur et de la tuméfaction des paupières , il faut, sans s'embar-
rasser si la distension des vaisseaux capillaires de
la conjonctive et l'écoulement subsistent encore;
il faut, dis-je, renoncer aux topiques émollients
et les remplacer par des collyres astringents, telle
que la dissolution d'un grain de sublimé corrosif
dans dix onces d'eau distillée de plantain, dont
on fera pénétrer quelques gouttes, deux ou trois
fois par jour, entre les paupières et le globe de
l'œil ; toutefois si cette préparation paraissait trop
irritante, on l'adoucirait en ajoutant une petite
quantité de mucilage de semences de psyllium.
La teinture thébaïque est encore un excellent
moyen. Il n'est pas besoin de faire observer
que ce traitement n'est convenable que dans
les cas où l'excision de la conjonctive n'a pas
été pratiquée , car après cette opération il
faut s'abstenir, dans toutes les périodes de l'ophthalmie , des astringents et des stimulants ,
du moins des plus violents. Le même traitement convient à l'ophthalmie gonorrhoïque in-
oculée, avec cette différence que dans celle-ci,
il n'est pas nécessaire d'employer des topiques
pour rappeler le flux blennorrhagique dans son
siége primitif, et que les collyres mous sont plus
efficaces que les collyres liquides : de ce nombre

sont l'onguent mercuriel ordinaire, la pommade ophthalmique de Janin, etc. (1)

Outre l'ophthalmie purulente des enfants et l'ophthalmie syphilitique, il en est une autre à-peu-près analogue qui se manifeste dans tous les âges et qui se propage évidemment par contagion. C'est à cette dernière espèce qu'il faut rapporter l'ophthalmie qui se manifesta parmi les troupes anglaises et françaises dans l'expédition d'Égypte. Ware (2) affirme que cette ter-

---

(1) Il est très-probable que M. Scarpa rapporte à la consistance des collyres ce qui dépend de leur composition. Ce n'est pas à leur mollesse que l'onguent mercuriel et celui de Janin doivent l'efficacité dont ils jouissent dans l'ophthalmie gonorrhoïque, mais au mercure qu'ils contiennent. M. Dupuytren a plusieurs fois éprouvé que cette ophthalmie résiste indéfiniment à l'usage des émollients et des saignées, tandis qu'elle cède très-promptement à l'insufflation dans l'œil de quelques grains de mercure doux. Cette poudre irrite d'abord : les yeux deviennent plus rouges, larmoyants, douloureux même ; mais cette exacerbation est passagère ; ensuite le calme se rétablit, et l'état des yeux s'améliore. M. Boyer dit également en parlant de l'ophthalmie qui nous occupe, que lorsque l'inflammation commence à s'apaiser, il convient d'ajouter aux topiques anti-phlogistiques, quelques préparations mercurielles, ou même de faire subir au malade un traitement mercuriel complet dans les cas où l'ophthalmie est l'effet de l'inoculation du virus vénérien. (*Note des traducteurs.*)

(2) *Remarks on the purulent ophthalmy*, London 1808. On lit dans cet ouvrage que, les naturels étant d'une constitution

rible maladie se répandit par contagion, c'est-à-
dire par le transport d'un virus spécifique (1).

---

généralement assez faible, l'ophthalmie contagieuse ne prit
jamais chez eux le caractère inflammatoire aigu ; et que
c'est pour cela que les saignées et l'usage répété des purgatifs ne leur convenaient pas. *Frank, Collections d'opuscules de méd. prat. de l'ophthalmie d'Égypte.*

Malheureusement les médecins français et anglais igno-
raient que, pour *favoriser la résolution de l'inflammation,
et déterger les yeux,* il est un *contre-stimulant* fort utile, c'est
un collyre fait avec une dissolution de dix ou quinze grains
de tartre stibié dans une livre d'eau, collyre dont Vasani
dit avoir retiré les plus grands avantages dans l'ophthalmie
purulente contagieuse d'Ancône. Mais ces praticiens n'é-
taient pas initiés dans les mystères de la doctrine des
contre-stimulants : ils savaient bien qu'un collyre, tel que
celui dont nous parlons, enflamme la peau et produit des
pustules et des vésicules prurigineuses ; mais il ne leur serait jamais venu dans l'idée de détruire l'effet d'un stimulant avec un si fort irritant. Je m'attends à entendre dire
sous peu qu'on a guéri des ophthalmies inflammatoires
aiguës et chroniques avec la teinture de cantharides, puisque les partisans de la doctrine ténébreuse des *contre-stimulants,* soutiennent qu'il n'y a point de différence entre
une ophthalmie aiguë et une ophthalmie chronique (a).

(a) Il est évident que M. Scarpa veut jeter du ridicule sur la
doctrine des contre-stimulants dont il est l'un des antago-
nistes les plus redoutables et les plus prononcés.

(*Note des traducteurs.*)

(1) M. Larrey ne doute pas que la matière purulente qui
découlait des yeux enflammés, mise en contact avec des yeux
sains, ne fût très-susceptible de reproduire l'ophthalmie ;

Le même auteur croit avoir observé que, chez plusieurs Européens qui furent affectés de cette maladie, il existait une sympathie singulière entre les yeux et l'urètre. Voici quels étaient les symptômes : écoulement purulent des yeux très-abondant, tuméfaction des paupières, de la conjonctive et du globe de l'œil, tendance de la cornée à l'opacité et à l'ulcération. Les moyens les plus efficaces, au rapport du même auteur, furent les purgatifs, les saignées sur les sujets pléthoriques (moyens funestes aux habitants du pays) et la prompte administration des collyres astringents; en un mot, le traitement était le même que ce-

---

mais ce n'est pas à cette cause qu'il rapporte la propagation de cette cruelle maladie. Ce mode de contagion ne lui paraît pas sans doute assez actif pour expliquer les progrès d'une affection qui attaqua plus de trois mille soldats dans l'espace de deux mois et demi. Il a cherché d'autres causes au même fait, et croit les avoir trouvées non-seulement dans la chaleur brûlante du jour, la réfraction des rayons du soleil par la blancheur des corps répandus sur le sol de l'Égypte, l'usage immodéré des liqueurs spiritueuses et des femmes, la poussière entraînée par l'air; mais sur-tout dans la suppression de la transpiration cutanée par le passage subit du chaud au froid, et dans l'humidité et la fraîcheur des nuits. Aussi l'expérience apprit bientôt aux soldats la nécessité de porter avec eux des capotes, des couvertures et des vêtements convenables pour se préserver de cette maladie. (*Relation historique et chirurgicale de l'expédition de l'armée d'Orient en Égypte et en Syrie.*) (*Note des traducteurs.*)

lui de l'ophthalmie gonorrhoïque dont nous venons de parler. Et ce qui confirme encore cette analogie, c'est que les topiques émollients y furent trouvés nuisibles, dès la manifestation de l'écoulement, comme ils le sont en général dans l'ophthalmie purulente des enfants et dans l'ophthalmie syphilitique(1).

J'ai considéré jusqu'ici l'ophthalmie dans ses deux périodes, c'est-à-dire dans son état d'irritation et dans son état d'asthénie. Cependant il me reste encore quelques observations à faire au sujet de ce dernier; et d'abord l'ophthalmie, parvenue à sa seconde période, cède-t-elle toujours sans difficulté à l'usage des topiques astringents? ce cas est sans doute le plus fréquent; mais il il arrive quelquefois que, par une combinaison

---

(1) Le traitement de cette ophthalmie tracée par le chirurgien en chef de l'armée d'Égypte, ne diffère pas de celui des autres ophthalmies. En effet ce traitement était relatif à chaque espèce d'ophthalmie et aux principaux symptômes qui l'accompagnaient : était-elle inflammatoire, on prescrivait une saignée, des sangsues, suivant l'intensité de la maladie et la constitution du sujet; et à mesure que l'inflammation diminuait, on avait soin d'animer les collyres avec quelques gouttes d'acétate de plomb, ou d'une légère dissolution de muriate de mercure et d'oxide de cuivre. On terminait le traitement par une décoction d'écorce de grenade ou une dissolution de sulfate de zinc.

(Note des traducteurs.)

de circonstances particulières, elle se prolonge indéfiniment et menace insensiblement de détruire l'organe qu'elle affecte.

Les principales de ces circonstances ou de ces causes sont : 1° un surcroît de sensibilité dans l'œil, après la première période de l'inflammation; 2° l'influence d'une cause particulière locale mécanique ou autre; 3° une diathèse humorale, identifiée avec la constitution du malade.

Lorsque l'exaltation de la sensibilité s'oppose à la terminaison de l'ophthalmie, non-seulement les topiques astringents sont inutiles, mais encore ils sont nuisibles; ce qui est d'autant plus remarquable, que ces moyens sont très-efficaces lorsque l'ophthalmie dépend uniquement de l'atonie des vaisseaux capillaires de la conjonctive. Le malade se plaint de la difficulté qu'il éprouve à soulever la paupière supérieure; la conjonctive reste jaunâtre ; elle devient rouge si le malade s'expose à un air humide et froid, à une lumière plus vive que de coutume, ou s'il exerce un peu ses yeux pour lire ou pour écrire à la clarté d'une chandelle : s'il est d'une constitution grêle et irritable, s'il est sujet à de fréquentes migraines, à des veilles opiniâtres, à des convulsions, aux spasmes des hypocondres, à des flatulences, nul doute que l'ophthalmie ne soit entretenue par

l'exaltation de la sensibilité de l'organe malade;
et par un éréthisme nerveux général.

Parmi les causes de la seconde classe, je comprends non-seulement la présence d'un corps étranger venu du dehors, mais aussi le renversement en-dedans des poils des paupières ou de la caroncule lacrimale, la formation d'un abcès sur quelque point de la cornée, l'ulcération de cette membrane, la procidence de l'iris, l'ulcération dartreuse du bord libre des paupières, un vice dans la secrétion des glandes de Meïbomius, l'extension morbide de la cornée ou du globe de l'œil tout entier.

C'est dans la même classe qu'il faut ranger l'ophthalmie chronique, produite par un insecte, tel que le *pediculus ferox pubis* qui s'attache quelquefois à la racine des cils et des sourcils. On peut lire un fait de ce genre à la fin du traité de Guillemeau sur les maladies des yeux. On en trouvera d'autres dans le tome XXIV du Journal de MM. Corvisart, Boyer et Leroux. (Cahier d'août 1812.) J'en ai vu moi-même un exemple; ce n'est qu'en examinant attentivement avec une loupe les racines des poils qui forment les sourcils et les cils, que je pus découvrir la véritable cause d'une ophthalmie chronique jusqu'alors très-rebelle, mais dont j'obtins promptement la guérison, lorsque je connus sa nature,

par des onctions sur le bord libre des paupières et sur les sourcils, avec la pommade mer-
curielle.

Quant aux vices généraux de la constitution
qui prolongent indéfiniment l'ophthalmie, les
principaux et les plus communs sont la diathèse
scrophuleuse, l'humeur varioleuse, les dartres, et la syphilis invétérée. Mais les symptômes propres à chacune de ces diathèses sont
si connus qu'il serait superflu de les rapporter ici.

Dans les premiers cas, c'est-à-dire lorsque
l'ophthalmie chronique est manifestement entretenue par une exaltation morbide de la sensibilité, locale ou générale, je ne connais pas de
moyen plus efficace que le quinquina joint à la
valériane. On secondera les effets de ce médicament par une nourriture animale, facile à digérer, des bouillons gélatineux et farineux, des
bains froids par immersion, sur-tout dans
l'eau de la mer, l'usage modéré du vin (1), un

---

(1) Hippocrate a dit : *Oculorum dolores meri potio, aut
balneum, aut fomentum, aut venæ sectio, aut medicamen-
tum purgans exhibitum solvit.* Aph. 31, sect. VI. Aph. 46,
sect. VII. Celse nous a donné l'explication de cet aphorisme:
Solet enim, dit-il, *evenire non-nunquam, sive tempestatum
vitio sive corporis, ut pluribus diebus neque dolor, neque inflammatio, et minimè pituitæ cursus finiatur. Quod ubi inci-
dit, jamque ipsa vetustate res matura est ab iis eisdem auxi-

exercice modéré, l'habitation des lieux où l'on respire un air sain et tempéré. A l'égard des-topiques, les substances qui sont à la fois sédatives et toniques, sont eu général très-salutaires; mais parmi ces substances, les vapeurs aromatiques spiritueuses méritent la préférence. La manière d'obtenir ces vapeurs est fort simple : prenez un petit vase capable de contenir trois onces d'eau; versez y deux onces d'eau bouillante, et ajoutez deux gros d'esprit volatil aromatique (1); on enveloppe ce petit vase d'un

---

lium petendum est, id est balneo, ac vino. Hœc enim ut in recentibus malis aliena sunt, quia concitare ea possunt, et accendere : sic in veteribus, quœ nulils allis auxiliis cesserunt, admodum efficacia esse consueverunt. lib. VII, cap. VI, art. 8.

(1) *Rec. essentiæ limonum,   drachmas duas.*
    Olei nucis moschatæ essentialis, drachmas duas.
    Olei caryophyllorum aromat. es-
      sentialis,   drachmam dimidiam.
    Spiritus salis ammoniaci dulcis, libras duas.
    Distilla igne lenissimo.

Les applications et les lotions froides sur les yeux, sont nuisibles a quelques individus dont la faiblesse de la vue tient à un excès de sensibilité. Ils se trouvent au contraire fort bien des lotions aussi chaudes que le malade peut les supporter, au moyen d'une éponge imbibée d'une décoction de camomille. L'usage des verres de couleur est nuisible quand il est trop long-temps continué. *Voyez la fin du chapitre XIX.*

13.

linge bien chaud, et l'on recueille les vapeurs
que l'on dirige sur l'œil à l'aide d'un petit entonnoir, ou l'on approche tout simplement ce
même vase de l'organe affecté. Cette opération
sera répétée trois ou quatre fois par jour, pendant une demi-heure chaque fois, et l'on frot-
tera légèrement les paupières et les sourcils
avec le même *esprit volatil aromatique.*

Il est important que les sujets affectés de
cette maladie évitent soigneusement, pendant
et même après le traitement, de se fatiguer les
yeux et de se forcer la vue. S'ils veulent lire ou
écrire, ils prendront leurs mesures pour avoir
toujours le même degré de lumière; car une
clarté trop forte ou trop faible leur est également nuisible. Et s'ils commencent une fois à
porter des besicles, ils n'essayeront jamais de lire
ou d'examiner de petits objets sans le secours
de cet instrument (1).

---

(1) L'indication dont parle ici le professeur Scarpa est des
plus importantes, et décèle un grand observateur. Il est incontestable que l'exaltation morbide de la sensibilité s'oppose
quelquefois à la terminaison de l'ophthalmie. Les idées généralement reçues sur l'inflammation, détournent les praticiens vulgaires de l'idée de faire concourir les narcotiques
à sa guérison; mais ceux qui sont accoutumés à raisonner
les indications curatives, savent que, quelque nuisible que
soit en général un médicament dans une maladie, il peut

Lorsque l'ophthalmie dépend de la présence d'une cause particulière ayant son siége dans les yeux mêmes, il est évident que la première chose à faire est de détruire cette cause. J'ai dit

---

arriver que cette affection se présente avec des circonstances telles, qu'on soit obligé de recourir à ce même médicament. Ainsi l'opium produit quelquefois de très-bons effets dans certaines phlegmasies ; telles sont celles qui s'accompagnent d'une douleur atroce, sur-tout si cette douleur n'est point en rapport avec les symptômes de la phlogose : telles sont encore les inflammations qui occupent des organes très-sensibles et très-irritables. C'est pour cette raison que les narcotiques conviennent dans l'ophthalmie, après la chute des symptômes inflammatoires trop violents. Aussi l'opium entre-t-il sous diverses formes dans la plupart des collyres. P. Franck dit positivement que la solution vineuse d'opium produit d'excellents effets lorsque la sensibilité de l'œil est portée á un certain degré : *Sed et ipsum opium in vino solutum egregios hîc effectus habuisse conspectum est. Hinc vel tincturæ thebaicæ , vel laudani liquidi duas, tresve guttulas, semel in die, oculo instillare convenit: quo dolores quidem per breve tempus augentur; sed vi remedii tum excitante, tum sedante, melius interdum, quàm remedio quovis alio, tum in acuta, tum in chronica affectione præmissis in illa venæ sectionibus, auferuntur. (De curandis hominum morbis. Mediolani* 1813, tom. II, p. 78.) M. Boyer lui-même remarque que, dans les ophthalmies chroniques, lorsque les toniques ne font qu'irriter l'œil, et que d'ailleurs le malade est d'une constitution très-sensible, c'est presque toujours par une cause inhérente à l'œil que l'ophthalmie est entretenue; et dans ce cas il est nécessaire de recourir aux topiques sédatifs combinés avec les fortifiants, tels que les vapeurs

en partie dans les chapitres précédents quels sont les moyens propres à remplir cette indication; ce qui me reste à dire sera développé dans ceux qui suivent. Je me contente en ce moment d'exposer les résultats de l'expérience sur le traitement de l'ophthalmie chronique, entretenue par les vices généraux les plus communs.

Je noterai d'abord comme un fait digne de fixer l'attention, que toute ophthalmie chronique, quelle que soit d'ailleurs sa nature, scrophuleuse, vénérienne, scorbutique etc., affecte la membrane interne des paupières et plus particulièrement leurs bords et les glandes de Meïbomius, tandis que l'ophthalmie aiguë, de quelque cause qu'elle provienne, occupe de préférence la portion de la conjonctive qui recouvre l'hémisphère antérieur du globe de l'œil.

Il n'est point de spécifique connu contre les scrophules. Aussi le traitement de l'ophthalmie produite par cette diathèse est-il assez borné; il est plutôt négatif que positif; car il consiste bien plus à faire connaître au malade ce qui lui serait nuisible, qu'à lui prescrire les choses qui

anti-spasmodiques et alcooliques, et le laudanum liquide. En même temps, on administre à l'intérieur le quinquina, la valériane, etc. *Traité des mal. chirurg.*, tom. V, p. 382.

(*Note des traducteurs.*)

lui seraient réellement utiles. Tout ce qui est dé-
bilitant favorise l'ophthalmie scrophuleuse : les
saignées, les purgatifs-salins, les aliments difficiles à digérer comme les chairs dures, salées,
fumées, grasses, les végétaux crus, les fruits
acerbes, les excès d'étude, la vie sédentaire,
l'habitation des lieux humides et marécageux,
les fréquentes variations dans la température de
l'atmosphère, etc. Au contraire tout ce qui for-
tifie agit avec plus ou moins d'efficacité contre
la diathèse scrophuleuse, et diminue d'autant
l'influence qu'elle exerce sur les yeux, pourvu
toutefois que les symptômes inflammatoires
soient modérés. Mais parmi les toniques, le
quinquina mérite une distinction particuliére;
on le donne en poudre, en infusion à froid, en
décoction simple ou aiguisée avec la teinture
volatile du gayac (1), en électuaire associé avec
le cinabre d'antimoine et la gomme de gayac (2),

---

(1) *Rec. decoct. cort. peruo.*   *unc. IX.*
   Aquæ melis,   *unc. I.*
Divisez en trois parties : le malade en prendra une le
matin, l'autre à midi, et la troisième le soir; ajoutez à chaque prise quatre ou cinq gouttes de teinture de gayac, pour
un enfant de dix ans.
  (2) *Rec. chin. chin.,*   *unc. II.*
     Cinnab. antimon.,   *unc. I.*
     Gummi gayac,   *unc. semis.*
     Syrup. cort. aurant.,   *q. s. f. electuar.*

ou mélangé avec l'extrait de ciguë (1). L'éthiops antimonial d'abord à la dose d'un demi-grain par jour, puis à celle d'un, deux, trois et jusqu'à vingt grains, pendant cinquante jours consécutifs et plus encore; l'eau seconde de chaux coupée avec le bouillon de poulet par parties égales, prise tous les matins à jeun, ensuite matin et soir pendant quelques mois; un régime approprié et soutenu, sont encore des moyens auxquels on peut recourir utilement. Enfin, il convient aussi de faire prendre des bains de mer aux scrophuleux, et de les faire frictionner sur tout le corps, matin et soir, avec des flanelles sèches. Mais, je le repète, les toniques ne conviennent qu'après la résolution des obstructions des viscères abdominaux où réside le foyer prin-

---

A prendre à la dose d'une demi-cuillerée à café, trois fois le jour, pour un enfant de dix ans.

(1) De tous les moyens préconisés contre l'ophthalmie scrophuleuse rebelle, ceux dont j'ai retiré les plus grands avantages, dans l'intervalle des récidives de printemps et d'automne, chez les enfants de cinq ou sept ans, sont la rhubarbe à la dose de vingt-quatre grains, tous les jours, pendant cinq semaines, et puis le quinquina à la dose d'un scrupule associé avec un demi-grain d'extrait de ciguë : le tout répété deux ou trois fois le jour, et continué pendant autant de temps que la rhubarbe.

J'augmente graduellement la dose de l'extrait jusqu'à six grains par jour.

cipal de l'ophthalmie dont nous parlons : en effet, il est constant en pratique que les enfants entachés du vice scrophuleux ne guérissent de l'ophthalmie qu'à mesure que le volume du ventre diminue.

Ils se trouvent très-mal des topiques émollients et du séjour des lieux renfermés et obscurs. Au contraire les collyres légèrement astringents leur procurent du soulagement, ainsi que les lotions faites avec la décoction de feuilles de jusquiame et de fleurs de mauve bouillies dans le lait, avec addition de quelques gouttes d'eau végéto-minérale : même remarque à l'égard de la teinture thébaïque de la pharmacopée de Londres, des pommades dans lesquelles ont fait entrer la tutie, le bol d'Arménie, ou l'aloës en assez petite proportion pour qu'elles n'irritent pas trop. Il est encore fort utile de supprimer toute espèce de bandage, excepté un morceau de taffetas pour protéger les yeux ; d'habituer insensiblement le malade à supporter une lumière modérée; de lui faire respirer un air libre, et de lui procurer quelque exercice de corps. C'est à l'aide de tous ces moyens, qu'à défaut de remèdes spécifiques, on détruit cette ophthalmie, ou du moins on la rend plus supportable.

Je pourrais rapporter ici l'histoire de plusieurs malades, confinés dans des appartements obscurs, et abandonnés comme incurables, dont l'état a été sensiblement amélioré sous l'influence des moyens que nous venons d'indiquer ; mais sur-tout pour les avoir retirés peu à peu de l'obscurité à laquelle on les avait condamnés, et pour les avoir exposés au plein jour. Il est digne de remarque que la diathèse scrophuleuse s'évanouit assez souvent d'elle-même à l'époque de la puberté, lorsque le corps se développe. Si cet heureux changement arrive chez les sujets qui sont affectés d'ophthalmie, il n'est pas rare de la voir disparaître avec la diathèse générale (1).

L'ophthalmie varioleuse n'est pas moins rebelle que celle dont nous venons de parler : j'entends ici par ophthalmie varioleuse celle qui se manifeste à la suite de la petite vérole, ou quelques semaines après la chûte des croûtes, comme il arrive souvent. Les symptômes inflammatoires sont terribles ; et il n'est pas rare qu'après l'usage le plus prompt et le mieux entendu des anti-phlogistiques, cette ophthalmie devienne opiniâtre et résiste aux astringents les mieux indiqués.

L'un des remèdes les plus efficaces dans cette maladie est le séton à la nuque, entretenu pen-

____

(1) Ce qui confirme les paroles de Celse dans la préface du livre VII : *Sicut in oculis quoque deprehendi potest, qui a medicis diu vexati sine his interdum sanescunt.*

dant quelques mois (1); ensuite, lorsqu'au moyen
des poudres résolutives (2), on a débarrassé l'estomac et les premières voies, j'ai éprouvé qu'il
était très-utile de faire prendre au malade, matin et soir, une pilule d'un grain de mercure
doux, autant de soufre doré d'antimoine et quatre grains de ciguë pour un enfant de dix ans.
Mais si le malade était doué d'une grande sus-
ceptibilité locale ou générale, je joignais avec
succès à ce remède une mixture composée de
trois gros de vin antimonial d'Huxham et d'un
demi-gros de teinture thébaïque, que je faisais
prendre matin et soir, à la dose de cinq ou six
gouttes pour un enfant de dix ans, étendues
dans un véhicule approprié. Comme topiques,
on emploiera avec avantage les *vapeurs aromatiques spiritueuses* de la manière indiquée ci-
dessus. Mais dès que la sensibilité des parties
affectées aura repris son état naturel, il suffira

---

(1) Fabric. de Hilden. *Centur.* I, *Observ.* 41, *Exemp.* II,
III. Journal de médecine de Paris, février 1789.

(2) *Rec. cremor. tar. pulveris,*   *unciam semis.*

  Tartar. emeti,   *granum unum.*

Misce et divide in sex partes æquales. Pour un enfant de
dix ans, il suffira d'en prendre une partie le matin et l'autre
le soir.

de faire des immersions fréquentes des yeux
dans l'eau distillée de plantain, aiguisée avec le
sel de Saturne et quelques gouttes d'esprit-de-
vin camphré; on peut encore se servir du vin
blanc dans lequel on a fait dissoudre un peu de
sucre; de la teinture thébaïque de la pharmacopée de Londres, de l'onguent ophthalmique de
Janin ou de tout autre analogue : on se confor-
mera pour tout le reste aux règles que nous
avons exposées plus haut. Le même traitement
convient dans les ophthalmies chroniques, suites de la rougeole.

L'ophthalmie chronique syphilitique n'est au
fond qu'un symptôme extraordinaire de la
vérole confirmée. Cette ophthalmie présente
cela de particulier qu'elle débute, pour ainsi
dire, clandestinement, et qu'elle ne s'accompagne pas de symptômes inflammatoires très-
manifestes; elle s'établit lentement, relâche peu-
à-peu les vaisseaux de la conjonctive et de la
membrane interne des paupières, pervertit la
sécrétion des glandes de Meïbomius, ulcère le
bord libre des paupières, provoque la chûte des
cils, et finit par amener l'opacité de la cornée.
Parvenue à son plus haut dégré d'intensité, elle
excite un prurit dans les yeux, qui s'accroît considérablement le soir et dans la nuit, et s'apaise
le matin pour augmenter de nouveau au cou-

cher du soleil : telle est au reste la marche ordinaire de toutes les affections produites par la vérole confirmée; enfin cette ophthalmie n'arrive jamais au degré de *chémosis*.

Puisque la période inflammatoire est si légère qu'elle est presque nulle, il est clair que les anti-phlogistiques sont peu utiles dans cette ophthalmie. On commence ordinairement le traitement par les moyens propres à combattre la syphilis, telles sont les frictions mercurielles, une décoction d'écorce de mézéréon et de salsepareille (1). La tisanne de Pollini est très-utile surtout lorsque le mercure n'a produit aucun effet. Cependant on injecte, toutes les deux heures, entre les paupières et le globe de l'œil, quelques gouttes du collyre dont j'ai déja parlé, lequel se compose d'un grain de sublimé corrosif qu'on fait dissoudre dans six onces d'eau de mauve, ou d'eau distillée de plantain, avec addition d'un peu de mucilage de semences de psyllium,

---

(1) *Rec. cort. rad. Mezereon - drachmam unciam et semis: Radicis salsaparillæ — uncias duas.*

Coque in aquæ font., *lib. III*, *ad reman.*, *lib. II.*

Adde.

Lactis vaccini recentis uncias VI. A prendre peu à peu dans les vingt-quatre heures.

et le soir on se sert de l'onguent ophthalmique
de Janin et de la teinture thébaïque. Cullen faisait un grand éloge dans les cas de ce genre
de l'onguent citrin de la pharmacopée d'Edimbourg, mitigé par l'addition d'une double ou
triple quantité de graisse de porc; mais l'expérience m'a convaincu qu'on retirait les mêmes
avantages de la pommade ophthalmique de Janin.
Au reste s'il est une complication vénérienne
qui réclame de la prudence dans l'administration
du mercure, c'est bien celle dont nous parlons.
Prescrit à grandes doses, ce médicament produit
une irritation vers les parties supérieures et notamment vers la tête, qui ne manque jamais
d'exaspérer l'ophthalmie et d'accélérer la perte
totale de la vue. Que si malgré toutes les précautions suggérées par la prudence, cet accident venait à se manifester, il faudrait suspendre pour
un temps les frictions mercurielles, prescrire
quelques purgatifs, quelques bains ou des lotions d'eau tiède pour nettoyer la peau, et faire
passer le malade dans une autre chambre.

Enfin, nous ajouterons en finissant que quoique le vice général de la constitution qui entre-
tenait l'ophthalmie n'existe plus; quoique l'inflammation de la portion de la conjonctive qui revêt
l'hémisphère antérieur du globe de l'œil ait disparu; cependant les bords libres des paupières

restent assez souvent couverts çà et là de petits ulcères, qu'il faut toucher plusieurs fois avec la pierre infernale ; il faut ensuite recouvrir immédiatement l'escarre d'une couche d'huile, pour obtenir une cicatrisation solide et durable.

Dans quelques cas, particulièrement à la suite d'une *croute laiteuse*, ces petits ulcères ont leur siége à la racine des cils. Pour les toucher convenablement et promener facilement la pierre infernale sur les bords des paupières, il est nécessaire, avant tout, d'arracher les cils un à un, comme on fait pour guérir la teigne ; ensuite on fait des fomentations émollientes pendant quelques jours pour calmer l'irritation qui résulte de l'arrachement des cils, et pour faire suppurer quelques pustules qui paraissent sur les bords des paupières à la suite de cette opération ; on repasse une ou deux fois la pierre infernale le long du tarse, et on recouvre l'escarre d'une couche d'huile avec un pinceau. Après la chûte de l'escarre, il suffit de frotter pendant quelques soirées la marge des paupières avec l'onguent citrin, ou la pommade de Janin, pour voir toute la série des ulcères situés à la racine des cils se cicatriser en peu de temps. Il est à observer que les poils extirpés des paupières repoussent naturellement, tandis que ceux qui tombent spontanément par l'effet de la maladie, ne sont pas remplacés (1).

(1) Lisez sur ce sujet le mémoire du chirurgien oculiste Buzzi, inséré dans le numéro X des Mémoires de médecine du docteur Giannini. L'auteur regarde l'arrachement des cils comme l'objet principal du traitement de la teigne des paupières ; il dit que pour cicatriser ces petits ulcères, il suffit d'introduire, pendant cinq ou six jours, avant de se coucher, trois ou quatre grains d'onguent de céruse entre les paupières. Si quelques mois après, ajoute-t-il, il se manifeste de nouvelles ulcérations à la base de quelques-uns des nouveaux cils, il faut les arracher promptement, afin d'empêcher que la maladie ne se propage aux autres.

CHAPITRE VIII.

Du nuage de la Cornée.

Le *nuage de la cornée* est un des effets les plus fâcheux de l'ophthalmie chronique. Je désigne sous cette dénomination la maladie qui fait le sujet de ce chapitre, pour la distinguer de l'*albugo* et du *leucoma*, ou de cette espèce de *tache*, d'un gris de perle foncé, dense, calleuse, ordinairement exempte d'inflammation, et produite par l'épanchement d'une matière glutineuse dans la substance de la cornée, ou par une cicatrice de cette membrane, suite des ulcères ou des plaies avec perte de substance (1). Le nuage de la cornée consiste dans un obscurcissement récent et superficiel de cette membrane, qui laisse encore voir l'iris et la pupille, malgré l'inflammation chronique dont il s'accompagne (2). Les malades ne sont donc pas privés

---

(1) Avicenna, lib. III, tract. II, cap. 17. *Scias quod albugo in oculo alia est subtilis, proveniens in superficie apparente, et nominatur* nebula; *et alia est grossa, et nominatur* albugo *absoluta.*

(2) Pl. II, fig. 5 *a.*

14

complètement de la faculté de voir ; mais tous les objets leur paraissent couverts d'un voile, ou d'un nuage.

Cette maladie se manifeste à la suite de l'ophthalmie chronique négligée ou mal traitée, chez les sujets d'une constitution lâche, et dont les yeux sont naturellement faibles et fatigués. Déja plus ou moins relâchées les veines de la conjonctive, recevant chaque jour une plus grande quantité de sang, acquièrent bientôt plus de volume que dans l'état naturel, et finissent par devenir irrégulières, noueuses, depuis leurs troncs jusqu'à leurs racines les plus déliées, qui rampent à la surface extérieure de la cornée. Il n'est pas facile de déterminer si les artérioles éprouvent la même dilatation dans les endroits qui correspondent aux ramifications veineuses. Ce qu'il y a de certain, c'est que le retour du sang par les veines variqueuses de la conjonctive est sensiblement retardé par l'atonie de ces vaisseaux, la tortuosité de leur marche, et par les replis que forme la membrane elle-même dans les divers mouvements du globe de l'œil.

Heureusement les racines les plus ténues de ces veines sont les dernières à devenir variqueuses, soit à cause de la petitesse de leur calibre, soit parce que la conjonctive, fortement adhérente à la cornée, soutient les petites radicules veineuses, et ne leur permet pas de se laisser distendre sur la cornée aussi facilement que sur le blanc de l'œil. Cette distension est, au contraire, très-commune au-delà de l'union de la cornée avec la sclérotique, parce que la conjonctive, naturellement très-extensible, adhère faiblement à l'hémisphère antérieur du globe de l'œil. Il suit de cette disposition que, dans tous les cas d'ophthalmie chronique rebelle, quelque relâchés et variqueux que soient les troncs veineux proprement dits, les racines placées sous la portion de conjonctive qui correspond à la cornée, ne peuvent se prêter au même degré de dilatation; aussi cette dilatation n'a-t-elle lieu que lorsque le relâchement général de la conjonctive, et l'extension des vaisseaux veineux qu'elle contient, sont parvenus au plus haut degré qu'ils puissent atteindre.

Rien ne démontre mieux combien est grande la résistance qu'oppose l'union de la conjonctive avec la cornée à la dilatation des vaisseaux veineux dont nous parlons, que les ophthalmies violentes, et sur-tout le chémosis. En effet, dans cette dernière affection, la cornée conserve presque toujours sa transparence, malgré la distension extrême des troncs veineux répandus sur la portion de conjonctive qui recouvre la sclérotique; tant est grande, je le répète, l'ad-

hérence de la première de ces membranes avec
la cornée.

Dans d'autres cas , lorsque la dilatation s'é-
tend des troncs veineux aux racines les plus
subtiles, on aperçoit, sur la surface de la cornée , quelques lignes rougeâtres, autour desquelles se répand bientôt une humeur ténue
et laiteuse qui trouble la transparence de la
membrane. Cette tache constitue le *nuage* de la
cornée; et, comme ce phénomène se manifeste
tantôt sur un , et tantôt sur plusieurs points
de cette membrane , il s'ensuit que la maladie
désignée est unique ou solitaire dans quelques
cas, et qu'elle est formée, dans d'autres, par la
réunion de plusieurs points nébuleux , distincts, qui troublent plus ou moins l'exercice
de la vision.

L'obscurcissement de la cornée, qui se manifeste quelquefois pendant la période inflammatoire de l'ophthalmie grave *aiguë* diffère essentiellement de l'opacité produite par le *nuage*.
En effet, dans le premier cas, la cause prochaine de la maladie consiste dans un épanchement de lymphe concrescible versée par
les extrémités artérielles dans les mailles de
la cornée, ou dans une pustule inflammatoire
qui dégénère successivement en abcès ou en
ulcère ; tandis que le nuage de la cornée se
forme lentement à la surface externe de cette

membrane pendant la seconde période de l'ophthalmie lorsqu'elle traîne en longueur ; cette affection est précédée de la dilatation des troncs veineux répandus dans la conjonctive qui tapisse la sclérotique, de celle des racines de ces mêmes vaisseaux, qui répondent à la face externe de la cornée; enfin elle résulte de l'épanchement d'une sérosité limpide dans l'épaisseur de la conjonctive : il est à remarquer que cet épanchement ne forme jamais une tumeur sensible.

Il suit de ce qui précède que, dans quelque point de la cornée que se manifeste la maladie dont nous parlons, il paraît toujours sur le blanc de l'œil un petit faisceau correspondant de veines variqueuses (1). Le nombre de ces faisceaux est égal à celui des points nébuleux qui troublent la transparence de cet organe. Au premier aspect on dirait que chacun de ces faisceaux a forcé le sang à passer de la sclérotique sur la cornée. Je conserve l'œil d'un homme affecté d'ophthalmie chronique variqueuse et du nuage de la cornée ; cet homme périt d'une fluxion de poitrine. Après avoir injecté les artères et les veines de la tête, j'ai trouvé que la matière de l'injection (de la cire) dont

---

(1) Pl. II, fig. 5 *b*.

les veines de la conjonctive étaient exactement remplies , avait passé librement dans les troncs des faisceaux veineux et dans les racines qui serpentent à la surface de la cornée , dans le point même correspondant au siége du nuage ; tandis que dans tout le reste de la circonférence de la cornée la matière de l'injection s'était arrêtée sur ses bords , sans pouvoir pénétrer plus avant à cause de l'intimité des adhérences de cette membrane avec la sclérotique. Il est vraiment curieux d'examiner cet œil avec une lentille; on aperçoit un réseau vasculaire, très-léger, formé par un nombre infini de rameaux veineux qui s'anastomosent de mille et mille manières autour du limbe de la cornée sans dépasser cette ligne, excepté ceux qui correspondent au siége du nuage.

Dès son apparition, la maladie dont nous parlons exige les secours de l'art les plus efficaces et les plus prompts. En effet, quoiqu'elle n'occupe encore qu'un très-petit espace de la circonférence de la cornée, si on l'abandonne à elle-même, elle s'étend vers le centre, et les radicules veineuses de cette membrane, se prêtant continuellement à une nouvelle extension , parviennent à la longue à faire dégénérer la conjonctive qui revêt la face externe de la cornée en une membrane opaque et dense, qui

gêne considérablement l'exercice de la vision,
et menace de l'intercepter complètement.

Le but du traitement est d'exciter les vaisseaux
variqueux de la conjonctive à se resserrer sur
eux - mêmes jusqu'à reprendre leur calibre
naturel. Si l'on ne peut y parvenir, il faut détruire la communication des troncs veineux de
la conjonctive avec les racines de ces mêmes
troncs, qui répondent au lieu qu'occupe le
nuage. Pour remplir la première indication,
on emploiera des topiques astringents et corroborants, et sur-tout la pommade de Janin,
dont nous avons parlé dans le chapitre précédent. Si le nuage de la cornée est commençant
et peu étendu, ces moyens sont ordinairement
couronnés de succès, mais lorsqu'il est déja parvenu jusqu'au centre de la cornée, lorsque le relâchement de la conjonctive et de ses vaisseaux est
très-considérable, le moyen le plus prompt et
le plus efficace de tous ceux que nous avons
exposés jusqu'ici consiste à faire l'excision des
vaisseaux variqueux (1) près de leurs racines,
ou, ce qui revient au même, près des nuages
de la cornée. A la faveur de cette opération, on
vide en un instant les vaisseaux variqueux du sang
qu'ils contenaient; on favorise la tendance qu'ils

______

(1) Pl. II, fig. 5 *b*.

ont à reprendre leur ton et leurs dimensions naturelles, et l'on établit sur les confins de la cornée une espèce de *couloir* qui livrera passage à tout ce qu'il peut y avoir de sérosité épanchée dans l'épaisseur de la conjonctive qui tapisse la cornée, ou dans le tissu cellulaire qui unit ces deux membranes.

On est étonné quand on considère avec quelle rapidité la maladie disparaît après cette opération : Il n'est pas rare qu'elle n'existe plus au bout de vingt-quatre heures.

L'étendue à donner à l'excision des vaisseaux variqueux est relative à celle du nuage, et au nombre des faisceaux veineux; s'il n'existe qu'un seul de ces faisceaux (1), il n'y a qu'une seule excision à pratiquer; mais s'il en existe plusieurs à peu de distance l'un de l'autre, l'opérateur enlèvera circulairement toute l'étendue de la conjonctive jusqu'au limbe de la cornée : c'est un moyen sûr de comprendre tous les vaisseaux variqueux dans la section. Il est bon de faire observer qu'une simple incision de ces vaisseaux ne détruirait pas sans retour la communication des troncs avec leurs racines. A la vérité, après cette incision, les deux bords de la plaie s'écartent et laissent entre eux un

____

(1) Pl. II, fig. 5 *b*.

espace sensible ; mais au bout de quelques jours , les orifices des vaisseaux divisés se rapprochent et s'abouchent de manière à reprendre leur première continuité. D'où je conclus que , pour retirer de cette opération tout l'avantage qu'on peut s'en promettre, il faut enlever avec l'instrument tranchant une portion des vaisseaux variqueux et même de la conjonctive.

Si l'on veut éviter les inconvénients d'une longue opération, il faut renoncer à cette ancienne méthode qui consiste à traverser les vaisseaux variqueux avec une aiguille garnie d'un fil : opération ennuyeuse pour le malade, embarrassante pour le chirurgien, et dont le moindre défaut est d'être superflue. Un aide intelligent écarte les paupières de l'œil affecté, et fixe la tête du patient contre sa poitrine ; l'opérateur saisit avec une pince un peu fine le faisceau de veines variqueuses très-près de la circonférence de la cornée, il le soulève légèrement, et l'emporte avec une portion de la conjonctive à l'aide de petits ciseaux courbes ; il doit s'attacher à donner à la section une figure semi-lunaire, et concentrique au limbe de la cornée.

S'il existe plusieurs faisceaux variqueux, l'opérateur les soulèvera l'un après l'autre, et les enlèvera successivement ; ou s'ils sont nombreux et par conséquent très-rapprochés il emportera toute la conjonctive jusqu'au bord circulaire de la cornée. Cela fait, il laissera couler librement le sang, il en facilitera même l'écoulement en appliquant sur les paupières une éponge imbibée d'eau tiède, avec laquelle on continuera à faire des fomentations jusqu'à ce que l'hémorragie soit arrêtée. L'œil opéré sera recouvert d'un linge fin assujéti par un tour de bande, et le malade ne l'ouvrira que vingt-quatre heures après l'opération. Il arrive souvent à cette époque que le nuage de la cornée a complètement disparu, ou du moins il est tellement raréfié que la cornée peut passer pour avoir repris sa première transparence.

Néanmoins le malade tiendra soigneusement l'œil fermé pendant quelques jours encore; il le couvrira d'un linge fin, et le lavera deux ou trois fois par jour avec l'eau de mauve tiède. S'il survient une inflammation de la portion de conjonctive qui répond au blanc de l'œil, ce qui arrive souvent le second ou le troisième jour après l'incision, il est remarquable que la plus grande partie du globe de l'œil se couvre d'un rouge plus ou moins intense (sur-tout lorsqu'on a pratiqué l'excision de toute la conjonctive), tandis qu'il se forme un cercle blanchâtre autour de la cornée, qui semble la défendre de la rougeur inflammatoire du reste de la conjonctive. Cette inflammation cède en quelques jours à l'usage des anti-phlogistiques généraux et locaux, et toute la portion de la conjonctive intéressée par l'instrument tranchant, se couvre d'une couche de matières muqueuses. Par la suite cette surface se rétrécit peu-à-peu, et finit par se cicatriser entièrement. Les fomentations d'eau de mauve d'abord tièdes, et puis froides, sont, à mon avis, le seul topique à employer jusqu'à ce que la cicatrisation soit complète : les collyres astringents sont plus propres à la retarder qu'à la favoriser.

Lorsque la cicatrice est terminée, non-seulement la cornée a repris sa transparence, mais encore la flaccidité de la conjonctive est nulle ou très-diminuée. En effet, quelque distension qu'elle ait soufferte, le travail de la cicatrisation ne peut se faire sans exercer des tractions sur cette membrane et sans l'appliquer en quelque sorte sur le globe de l'œil; Cependant, s'il arrive qu'après la formation de la cicatrice, elle reste encore un peu ridée, jaunâtre et parsemée de vaisseaux veineux qui menacent de devenir variqueux, il faut recourir aux topiques astringents, parmi lesquels je me plais à citer la pommade de Janin, dont j'ai déja parlé en traitant de l'ophthalmie chronique.

Vingt-septième observation.

Clara Bellinzoni, de Belgioioso, âgée de trente-trois ans, d'une constitution robuste, sujette dans son enfance à des éruptions cutanées, principalement au printemps, fut atteinte, il y a quelques années, d'une rougeur à l'œil droit, qui se portait de l'angle interne vers la cornée; elle résista à tous les topiques qui furent employés. Au bout de trois ans, cette rougeur, évidemment produite par un faisceau de veines variqueuses de la conjonctive, s'étendit tellement sur la surface externe de la cornée, qu'elle finit par l'obscurcir dans une certaine étendue, et par cacher plus des deux tiers de la pupille. La malade ne distinguait plus les objets qu'à travers un nuage; l'ardeur qu'elle ressentait dans l'œil, et sur-tout la crainte de perdre entièrement la vue la déterminèrent à entrer à l'hôpital.

Je l'opérai le 3 avril 1797. Tandis qu'un aide tenait les paupières écartées, je saisis avec des pinces le groupe de vaisseaux variqueux qui s'étendait de l'angle interne de l'œil vers la cornée jusque sur la portion de conjonctive qui couvre cette dernière membrane. Je réunis ces mêmes vaisseaux en un seul pli, et les emportai avec les ciseaux courbes aussi près que possible de la cornée, et de manière à donner à mon incision la forme d'un C; cela fait, je laissai les vaisseaux se dégorger, et même je facilitai l'écoulement du sang en appliquant sur les paupières une éponge molle imbibée d'eau tiède. L'œil fut ensuite couvert d'une compresse et d'un bandage contentif.

Le lendemain, les paupières de l'œil droit étaient un peu gonflées, rouges et comme érysipélateuses, ainsi que le côté droit de la face ; il y avait de la fièvre, et la chaleur de la peau était plus élevée que dans l'état naturel; symptôme auquel la malade était très-sujette depuis quelques années, mais qu'elle avait tenu caché jusqu'ici.

Je prescrivis une diète rigoureuse, et fis prendre, pendant plusieurs jours, à la malade, une livre de décoction de racine de chiendent, dans laquelle on faisait dissoudre un grain de tartre stibié. Je fis appliquer en même temps des sachets d'herbes émollientes sur les paupières, dont la tension et le gonflement m'empêchèrent de vérifier l'état de la cornée.

Le huitième jour après l'opération, l'érysipèle se termina par desquamation. Dès lors le malade ouvrit facilement les yeux, et la cornée parut si limpide dans toute son étendue, que cette femme distinguait parfaitement les objets.

La suppuration s'établit lentement, et je n'employai, pour tout remède, que les lotions d'eau de mauve jusqu'à parfaite guérison. Lorsque la plaie de la conjonctive fut bien consolidée, je prescrivis l'usage répété plusieurs fois par jour, du collyre vitriolique, aiguisé par une petite quantité d'esprit-de-vin camphré. Ce collyre rendit à la conjonctive toute son énergie, à la cornée toute sa transparence. La femme qui fait le sujet de cette observation sortit de l'hôpital parfaitement guérie, un mois environ après l'opération, et dans les premiers jours de mai.

Vingt-huitième observation.

Jean Bonfasani, de Saint-Lanfranco, âgé de cinquante ans, fut affecté, quinze ans avant l'accident dont je me propose de parler, d'une ophthalmie aiguë très-grave des deux yeux, ophthalmie dont la terminaison laissa sur la portion inférieure de la cornée de l'œil droit un albugo de peu d'étendue, mais incurable. L'œil gauche revint à son état naturel; mais le droit ne cessa jamais d'être parsemé çà et là de petits vaisseaux variqueux. Un petit faisceau de ces vaisseaux situé dans l'angle externe, plus considérable et plus saillant **que** les autres, s'étendit tellement, dans le cours de plusieurs années, qu'il s'approcha de la cornée, l'envahit et finit par y produire un nuage à travers lequel le malade avait peine à distinguer les objets. D'autres vaisseaux menaçaient aussi de devenir variqueux, ce qui causait au malade une démangeaison incommode et un larmoiement continuel.

J'entrepris le traitement de cette maladie le 8 mai 1798. Mon premier soin fut d'enlever les vaisseaux variqueux qui produisaient le nuage de la cornée, et de faciliter ensuite l'écoulement du sang par des fomentations d'eau tiède.

Le léndemain, le nuage de la cornée était presque entièrement disparu. Le malade se plaignant de pesanteur d'estomac et d'amertume à la bouche, je lui fis prendre par intervalles une livre et demie de décoction de chiendent, dans laquelle on avait fait dissoudre un gros de tartre soluble (tartrate de potasse), et un grain de tartre stibié : cette tisane procura quelques selles qui soulagèrent le malade.

Dans l'espace de quinze jours la plaie de la conjonctive se cicatrisa; on la lavait seulement avec l'eau de mauve. Néanmoins je crus devoir conseiller le collyre vitriolique, auquel je fis ajouter un peu d'esprit-de-vin camphré. Le malade en fit usage pendant quinze jours avec tant de succès que la cornée reprit toute sa transparence, excepté dans l'endroit occupé par l'albugo, lequel était incurable, ainsi que je l'ai déja dit; Néanmoins le malade voyait encore assez bien de cet œil : il sortit de l'hôpital trente-six jours après l'opération. Il est à remarquer que, si l'on en excepte les quatre premiers jours qui suivirent l'opération, Bonfasani est resté constamment levé.

Vingt-neuvième observation.

Raffa de Genzone, âgée de dix-sept ans, d'une faible constitution, mal réglée, autrefois très-sujette à des fluxions sur les yeux, entra à l'hôpital le 2 janvier 1799, pour se faire traiter d'un nuage de la cornée de l'œil gauche : cette affection s'accompagnait depuis deux mois de cuisson, de larmoiement et d'obscurcissement de la vue.

Le nuage occupait environ les deux tiers du disque de la cornée, et dépendait manifestement d'un large faisceau de vaisseaux variqueux qui partait de l'angle externe de l'œil. En outre on voyait, sur la surface de ce même nuage, un point plus dense, plus blanchâtre et plus opaque que le reste de son étendue.

Je saisis ce faisceau avec des pinces, et l'enlevai avec des ciseaux courbes, suivant les règles exposées ; après quoi je favorisai l'écoulement du sang par des fomentations d'eau tiède.

Vingt-quatre heures étaient à peine écoulées lorsque je levai le premier appareil, et le nuage de la cornée était presque entièrement dissipé. L'œil fut lavé plusieurs fois par jour avec l'eau de mauve, et couvert d'un linge, pour le garantir de l'impression de l'air et de la lumière.

Le troisième jour, la plaie commença à suppurer sans présenter aucun symptôme fâcheux, et dans l'espace de quatorze jours la cicatrice fut consolidée. Le collyre vitriolique, dont l'usage fut continué pendant quelques semaines, termina la guérison ; la cornée reprit toute sa transparence, excepté pourtant dans l'endroit où j'ai dit qu'il existait un point plus dense et plus opaque que le reste du nuage.

Trentième observation.

Jacob Deamici de Pavie, tisserand, âgé de cinquante-deux ans, bossu, maigre, éprouva pendant plusieurs années une ophthalmie chronique de l'œil droit, qui le priva presque entièrement de la faculté de voir de ce côté. Lorsqu'il entra à l'hôpital, le 2 décembre 1794, il était dans un état si déplorable qu'on ne pouvait presque rien espérer des secours de l'art. En effet toute la cornée était nébuleuse et parsemée de toutes parts de points blanchâtres profondément opaques; les vaisseaux de la conjonctive étaient distendus et relâchés sur toute la circonférence de l'œil, d'où ils se prolongeaient sur la cornée sous forme de lignes rougeâtres.

Néanmoins j'entrepris le traitement de cette maladie; j'emportai donc avec les ciseaux courbes tous les vaisseaux variqueux de la conjonctive et cette membrane elle-même, en faisant le tour de la cornée; cette opération fut suivie d'une hémorragie considérable, et le lendemain je trouvai la cornée beaucoup moins nébuleuse que la veille. Du 4 au 29 décembre, le malade se contenta de laver l'œil opéré avec de l'eau de mauve, et de le mettre à l'abri du contact de l'air et de la lumière en le couvrant d'un linge; il resta d'ailleurs constamment levé.

A l'époque indiquée, la cicatrice était complète, et la cornée avait repris, pour ainsi dire, sa première transparence, si l'on en excepte deux points denses et blanchâtres de la grandeur d'une pointe d'aiguille. Le malade fit usage avec succès pendant quelque temps du collyre vitriolique; puis il fut renvoyé de l'hôpital.

Trente-unième observation.

Dominique Robola , cordonnier de Pavie, âgé de quarante ans , très-adonné au vin , entra à l'hôpital de clinique, le 22 juin 1795, pour cause d'une ophthalmie chronique des deux yeux, qui l'avait mis hors d'état de continuer sa profession.

Cette maladie avait commencé, six ans auparavant, par une rougeur et par une démangeaison aux yeux, accompagnées d'engorgement et de pustules sur les bords libres des paupières. Par une indolence assez ordinaire aux gens du peuple, Robola négligea sa maladie jusqu'à ce qu'il eût perdu presque entièrement la vue. La conjonctive était assez relâchée des deux côtés, et ses vaisseaux sanguins, distendus et variqueux, dépassaient les bords de la cornée , et s'étendaient visiblement jusque sous la portion de conjonctive qui recouvre cette membrane ; la cornée même était nébuleuse et ternie ; les paupières restaient engorgées, et les glandes de Meïbomius étaient plus développées que dans l'état naturel.

Je pratiquai la résection circulaire de la conjonctive sur les deux yeux ; opération facile à cause de la flaccidité de cette membrane , qui permet aisément de la saisir avec des pinces, et de la soulever en forme de pli au point d'union de la cornée avec la sclérotique. Cela fait, je facilitai l'écoulement du sang avec des fomentations d'eau tiède, et puis par des applications d'herbes émollientes.

Le lendemain, la cornée paraissait assez éclaircie sur les deux yeux; deux jours après, le malade se plaignait de nausées, et la bouche était amère: je prescrivis une livre de décoction de chiendent, dans laquelle on fit dissoudre deux gros de crême de tartre (tartrate acidule de potasse), et un grain de tartrite antimonié de potasse, à prendre par intervalles. La même prescription fut répétée deux jours après au grand avantage du malade.

La suppuration ne se manifesta que huit jours après l'opération. On fit des fomentations avec de l'eau de mauve froide, on couvrit les yeux d'un linge suspendu au front, et vingt-deux jours après, la cicatrice était complète. Dès ce moment le malade fit usage, matin et soir, de l'onguent ophthalmique de Janin, et du collyre vitriolique camphré pendant le jour. Dans l'espace de quatorze jours, à dater de la dernière époque, la cornée des deux côtés, mais principalement celle de l'œil gauche, s'éclaircit à tel point que le malade distinguait très-bien les objets, et fut en état de reprendre son métier.

Trente-deuxième observation.

Le 12 avril 1796, on reçut dans notre hôpital un mendiant, âgé d'environ cinquante ans; il portait sur la cornée de l'œil droit un nuage produit par une ophthalmie chronique rebelle, laquelle avait acquis depuis deux mois un nouveau degré d'intensité, par l'apparition d'une éruption cutanée sur tout le côté droit de la face. La cornée paraissait, ainsi que je l'ai déja dit, superficiellement nébuleuse; et un peu au-dessus de son centre, on voyait un point blanchâtre et plus opaque que tout le reste. Les vaisseaux sanguins de la conjonctive étaient relâchés et variqueux, et se rendaient de tous les points de la circonférence de la conjonctive sur la face antérieure de la cornée; les bords libres des paupières étaient tuméfiés, l'œil larmoyant et chassieux.

L'excision de la conjonctive et des vaisseaux variqueux donna lieu à un écoulement de sang très-abondant; et le malade, qui se plaignait auparavant d'une forte cuisson dans l'œil, se trouva très-soulagé. Des cataplasmes émollients furent appliqués sur les yeux.

Le lendemain, la cornée parut plus éclaircie qu'on ne pouvait l'espérer.

Trois jours après, les glandes de Meïbomius sécrétaient une grande quantité de mucosité, ainsi que la plaie faite à la conjonctive ; on y remédia par de fréquentes lotions avec l'eau de mauve. Cependant la cornée devenait chaque jour plus transparente ; ce qui ne m'empêcha pas de faire appliquer un séton à là nuque pour détourner plus efficacement la fluxion qui se jetait sur les yeux.

Trois semaines après, la plaie de la conjonctive étant bien cicatrisée, je commençai l'usage de la pommade de Janin et du collyre vitriolique ; ces moyens complétèrent la cure en dégorgeant les glandes de Meïbomius, et en rendant à la conjonctive le ton qu'elle avait perdu. Le point blanchâtre, situé un peu au-dessus du centre de la cornée, resta tel qu'il était; mais il ne portait pas un grand obstacle à la vision.

CHAPITRE IX.

De l'*Albugo* et du *Leucoma*.

L'*albugo* et le *leucoma* diffèrent essentiellement du nuage de la cornée; celui-ci provient, ainsi que je l'ai dit dans le chapitre précédent, d'une ophthalmie chronique, accompagnée du relâchement et de la dilatation passive des vaisseaux veineux de la conjonctive, et de l'épanchement d'une sérosité lactescente entre les feuillets de cette membrane; au lieu que les deux premières affections sont le résultat d'une ophthalmie grave *aiguë*, qui fait transsuder des extrémités des vaisseaux artériels une lymphe dense et concrescible entre les lames qui composent la cornée; ou bien elles consistent dans une cicatrice dure, calleuse de la cornée, suite d'un ulcère ou d'une plaie avec perte de substance. Le nom d'*albugo* convient spécialement au premier cas, et celui de *leucoma* au second, sur-tout si la cicatrice ou la tache épaisse et dure occupe la plus grande partie de la cornée (1).

---

(1) On a long-temps employé les mots *albugo* et *leucoma*

L'albugo récent , suite d'une inflammation violente heureusement combattue par les anti-phlogistiques locaux et généraux , se présente sous la forme d'une tache d'un blanc de lait clair, située sur la cornée; cette tache acquiert en vieillissant la couleur d'une terre crayeuse blanche, ou celle d'une perle. Parmi les albugo invétérés , il s'en trouve qui ne paraissent avoir aucune relation avec le système vasculaire de la cornée , puisqu'ils existent isolés dans le centre de cette membrane transparente par-tout ailleurs , qu'ils n'ont aucun rapport avec les vaisseaux de la conjonctive, qu'ils n'amènent aucune altération dans le reste de l'œil , et que la nature ne tente aucun moyen d'absorption.

L'albugo récent, pourvu toutefois que la cornée ne soit pas désorganisée, se dissipe le plus souvent à l'aide des moyens usités dans la première et dans la seconde période de l'ophthalmie aiguë, c'est-à-dire par les anti-phlogistiques d'abord , puis par les topiques astringents et légèrement irritants. Excités par ces derniers moyens,

---

dans le même sens; ce n'est que dans ces derniers temps qu'on a détourné le dernier de sa véritable signification , pour l'appliquer uniquement aux taches de la cornée produites par une cicatrice. Il faut se conformer à l'usage.

(Note des Traducteurs.)

les vaisseaux absorbants entrent en action ,
s'exercent sur la matière de l'épanchement d'où
dépend l'albugo , et la cornée reprend sa transparence. Cette membrane a d'ailleurs beaucoup
d'affinité avec les ligaments : douée de peu de
vitalité, et dépourvue de vaisseaux sanguins, ce
n'est que lorsqu'elle est enflammée qu'elle manifeste des signes évidents de sensibilité ; dans
cette membrane , comme dans les parties liga-
menteuses, l'inflammation est lente à se résoudre, et voilà pourquoi elle est si souvent suivie
d'engorgements dont la résolution ne peut être
opérée que par les vaisseaux absorbants excités
par les topiques stimulants.

Mais s'il est facile de guérir l'albugo récent,
il n'en est pas de même de l'albugo chronique , lorsque les vaisseaux absorbants ont
perdu la plus grande partie de leur énergie ,
ou lorsque l'épanchement qui s'est fait dans
les lames de la cornée a profondément altéré
la texture de cette membrane. Que la matière
de cet épanchement ait été absorbée ou non, la
texture de la cornée , profondément altérée
dans ce point, est affectée pour toujours d'une
tache plus ou moins opaque.

Il existe une autre espèce d'albugo, suite
de l'ophthalmie chronique variqueuse , dans laquelle , non-seulement les vaisseaux sanguins de
la conjonctive qui tapisse la cornée , sont di-

latés outre mesure, mais aussi ceux qui entrent dans la composition de cette membrane elle-même. Dans cette espèce d'albugo, l'épanche-ment qui se fait entre les lames de la conjonc-tive est plutôt sanguin que lymphatique; de sorte que si l'on retranche avec l'instrument les vais-seaux variqueux qui parcourent cette membra-ne, on obtient bien l'évacuation instantanée des vaisseaux qui se rendent à la cornée, mais ils se remplissent bientôt de nouveau, parce qu'ils communiquent avec d'autres vaisseaux plus pe-tits, situés profondément dans la texture même de la cornée. La preuve de cela, c'est que si l'on pratique de petites ponctions sur l'œil le sang sort comme si l'on exprimait une éponge. Cette espèce d'albugo produite par l'excès de disten-sion des vaisseaux superficiels et profonds de la conjonctive et de la cornée, résiste à tous les moyens préconisés jusqu'ici pour rétablir la transparence de la cornée, même à l'excision des vaisseaux variqueux et à l'emploi des topi-ques astringents et corroborants.

Les conditions les plus favorables au traite-ment, et par conséquent à la guérison de l'al-bugo, sont que la maladie soit récente, sans désorganisation de la cornée ni de la portion de conjonctive qui la recouvre, et que les sujets qui en sont affectés soient encore enfants, ou doués d'une bonne constitution; on conçoit en effet qu'à cet âge et chez les personnes robustes, le système absorbant jouissant d'une grande énergie, il est facile d'en exciter les fonctions à l'aide des stimulants. J'ai vu très-souvent chez les enfants, à la suite d'une violente ophthalmie varioleuse, ces taches de la cornée survivre à l'inflammation, et puis se dissiper insensiblement dans l'espace de quelques mois, par les secours de l'art, et même spontanément dans des cas où je ne m'y serais pas attendu. Heister (2), Langguth (2), Richter (3), ont fait la même observation. Certes on ne peut attribuer ce phénomène qu'à l'énergie dont jouit le système lymphatique dans l'enfance, et à l'intégrité physique de la cornée.

De tous les remèdes locaux propres à activer les fonctions du système absorbant dans l'albugo récent exempt d'inflammation, et dans l'albugo chronique, ceux dont j'ai retiré les plus grands avantages sont le collyre azuré (4), l'onguent

---

(1) *Institut. Chirurg.*, tome I, cap. 58.

(2) *Dissert. de oculorum integritate improvidæ puerorum œtati sollicitè custodiendâ*, § 21.

(3) *Elem. di Chirurg.*, tome III, cap. 4.

(4) C'est une solution de deux scrupules de sel ammoniac, et de quatre grains d'acétate de cuivre dans huit onces d'eau de chaux : laissez digérer pendant vingt-quatre heures, et filtrez.

fait avec l'oxide de zinc, l'aloès, le mercure doux et le beurre frais (1), la pommade de Janin, le fiel de bœuf, de brebis, de brochet, de barbeau, dont on porte une petite quantité sur la cornée, deux ou trois fois par jour, avec un pinceau mollet, pour ne pas causer une trop vive irritation. Le fiel de bœuf et celui de brebis sont plus stimulants que celui des poissons (2). Chez quelques sujets, dont les yeux très-sensibles ne pouvaient supporter les topiques dont je viens de parler, j'ai employé avec succès l'huile de noix un peu rance, dont je faisais instiller deux ou trois gouttes toutes les deux heures pendant plusieurs mois de suite; sur d'autres, je me suis bien trouvé du suc de petite centaurée, adouci avec un peu de miel; enfin, j'ai employé utilement sur quelques autres un liniment composé avec deux gros

---

(1) Rec. *tutiœ s. p.*   *drachmam I.*
  Aloes s. p.
  Mercurii dulcis.   *aa.*   *grana duo.*
Butyr. recent. ——   *Unc. semis m. f. unguent.*

(2) Depuis deux mille cinq cents ans, on a toujours employé avec succès dans le traitement de l'albugo, les topiques stimulants. Mais ce n'est que de nos jours qu'on a justement apprécié les principes de cette méthode, fondés sur les notions exactes que nous avons des fonctions du système sanguin et des vaisseaux absorbants tant en santé qu'en maladie.

d'huile de noix, demi-gros de fiel de bœuf et deux
grains de sel de corne de cerf (sous-carbonate
d'ammoniaque). En général, pour si peu que les
circonstances paraissent favorables à la guérison
de l'albugo, il convient d'insister pendant long-
temps, c'est-à-dire pendant au moins trois ou
quatre mois de suite, sur l'usage des moyens généraux et locaux qu'on croira les plus appropriés
à la nature du cas et à la sensibilité particulière
de l'œil malade, avant de perdre tout espoir de
succès et de déclarer la maladie incurable.

Quant aux moyens proposés jusqu'ici contre l'albugo invétéré, qu'on nomme aussi
leucoma, et contre celui qui résulte de la formation d'une cicatrice, tous ces moyens ayant
pour but de racler la cornée, de la perforer,
ou de déterminer sur le siége même du leucoma un ulcère artificiel, sont entièrement
inutiles; ils ont été inventés par des hommes
tout-à-fait étrangers à notre art, et vantés
par le charlatanisme. En effet, quelque moyen
qu'on emploie pour diminuer l'épaisseur de
la cornée, il est impossible de rendre à cette
membrane la transparence qu'elle a perdue;
et quand même, immédiatement après l'opération, elle se laisserait traverser par quelques
rayons lumineux, cet avantage ne serait que
momentané, puisque la cicatrisation de la
plaie ramènerait infailliblement l'opacité. Enfin

on conçoit que l'ulcère artificiel établi sur le siége même du leucoma pourrait être utile si la maladie n'était formée que par un épanchement lymphatique ; mais l'observation a démontré que le leucoma qui n'est pas l'effet d'une cicatrice résulte de l'épanchement d'une humeur épaissie et de la désorganisation de la texture intime de la cornée. C'est en cela surtout, je le répète, que consiste la différence qui existe entre l'albugo et le leucoma.

CHAPITRE X.

De l'ulcère de la cornée.

L'ULCÈRE de la cornée est un effet assez ordinaire de la rupture d'un petit abcès qui se forme derrière la conjonctive ou dans la substance même de cette membrane. Il est digne de remarque que la conjonctive ne s'ulcère guère que dans les points où elle est tendue, comme sur les bords ciliaires des paupières, sur la face antérieure de la cornée, et dans les points où cette dernière membrane se réunit avec la sclérotique. D'autres fois l'ulcère de la cornée résulte de l'action d'une substance corrosive, ou d'un petit corps vulnérant, comme la chaux vive, des fragments de verre ou de fer, des épines, et autres causes de ce genre.

L'abcès de la cornée s'accompagne des mêmes symptômes que l'ophthalmie violente, et particulièrement d'un sentiment de tension dans l'œil, le sourcil et la nuque, d'une chaleur brûlante, d'un larmoiement abondant, d'une grande aversion pour la lumière, et d'une rougeur intense de la conjonctive, sur-tout aux environs du siége de l'abcès.

Cette petite pustule inflammatoire s'ouvre ordinairement assez long-temps après la formation du pus, ce qui la distingue des autres pustules analogues qui se manifestent à la surface du corps. De plus l'expérience a démontré que, pour donner issue à la matière purulente, il ne convient pas d'ouvrir la pustule avec la pointe de la lancette ou avec quelque autre instrument, comme le font la plupart des chirurgiens; car lors même que le petit abcès semble être parvenu à son plus haut point de maturité, la matière qu'il contient est si tenace, et tellement identifiée avec la substance de la cornée, qu'elle ne sort pas à travers l'ouverture artificielle; loin de là, cette ouverture exaspère la maladie, et provoque souvent la formation d'un nouvel abcès à côté du premier. Le moyen le plus sûr et le plus simple est d'attendre que l'abcès s'ouvre de lui-même : toutefois on en favorisera la rupture par des fomentations d'eau de mauve, fréquemment répétées, et par l'application des cataplasmes émollients.

Dans la plupart des cas, l'ouverture spontanée du petit abcès est annoncée par une exaspération subite de tous les symptômes inflammatoires, et spécialement par un sentiment d'ardeur intolérable dans le point de la cornée qui était auparavant le siège de l'abcès. Ce sentiment s'accroît toutes les fois que le malade meut le globe de l'œil affecté et même les paupières. Au reste ce phénomène ne paraîtra pas étonnant, si l'on réfléchit que dans le point de la cornée qui était le siège de cette pustule blanchâtre, il existe une petite excavation qui devient manifeste quand on regarde l'œil de profil.

Les corps étrangers qui ne divisent qu'une partie de l'épaisseur de la cornée, ne laissent pas d'ulcération, pourvu qu'on les retire promptement : alors les bords de la plaie se réunissent facilement et par première intention. Mais les corps qui restent implantés dans cette membrane plus ou moins long-temps, ceux qui enlèvent une partie de sa surface, et les caustiques, produisent d'abord une inflammation, et cette inflammation est bientôt suivie de suppuration et finalement d'un ulcère.

L'ulcère de la cornée a cela de commun avec les plaies ulcéreuses de la peau, que, dès son invasion, il prend une couleur d'un brun cendré ; le contour en est rouge, les bords irréguliers et tuméfiés ; il suinte de sa surface une matière âcre et irritante ; il s'accompagne d'une douleur très-vive, et tend à s'agrandir incessamment dans tous les sens. Tel est au reste le caractère, non-seulement des ulcères de la cornée, mais encore de ceux qui se manifestent sur le mamelon, le gland, les lèvres, la pointe de la langue, le tarse, l'entrée du conduit auditif, des narines, et sur toutes les parties du corps où la peau est mince, tendue, assez sensible et diversement repliée.

Abandonnés à eux-mêmes, ou mal traités, ces ulcères s'étendent en peu de temps, et détruisent même les parties qu'ils occupent. Si celui de la cornée s'étend en largeur, il trouble la transparence de cette membrane; s'il pénètre dans la chambre antérieure, il provoque l'issue de l'humeur aqueuse et détermine la fistule de la cornée; enfin si l'ouverture devient plus grande, outre l'écoulement de l'humeur aqueuse, il se manifeste un accident plus grave que l'ulcère lui-même, je veux parler de la procidence de l'iris, de la sortie du cristallin et du corps vitré; et le globe de l'œil tout entier est menacé de destruction. Il n'est pas rare de voir cet accident à la suite d'une ophthalmie gonorrhoïque grave, compliquée d'atonie des parties affectées : complication d'autant plus funeste qu'elle leur ôte la faculté de ressentir l'action des remèdes : aussi l'ulcération va-t-elle jusqu'à détruire entièrement la cornée, malgré les moyens les mieux indiqués.

Aussitôt qu'un ulcère paraît sur cette membrane, il est donc bien important d'en arrêter promptement les progrès, ou de changer le mode de vitalité de la partie affectée : indication

d'autant plus pressante que la difficulté de changer le procédé morbifique en procédé curatif
est en raison de l'étendue et de l'intensité de
la maladie; et que lors même qu'on parviendrait
en peu de temps à compléter la cicatrisation
d'un vaste ulcère, le tort qu'en éprouve la vision est irréparable.

A l'égard du traitement de cette affection,
c'est une erreur grossière de croire qu'on ne
peut faire concourir à sa guérison aucun remède externe avant d'avoir dissipé, ou tout au
moins considérablement diminué les symptômes
inflammatoires. L'expérience démontre le contraire ; elle apprend qu'il faut, avant tout,
appliquer sur l'ulcère les moyens propres à
diminuer l'exaltation de la sensibilité de la
cornée, et à borner les progrès du travail morbifique qui tend à la détruire. Il faut donc commencer le traitement par ces moyens, et recourir
ensuite aux anti-phlogistiques, si d'ailleurs l'inflammation ne disparaît pas à mesure que l'ulcère tend à sa guérison. Car il est incontestable
que l'ophthalmie est entretenue par l'ulcère, et
non l'ulcère par l'ophthalmie (1). A la vérité,

____

(1) Excepté le cas où l'ulcère se manifeste dans le plus
haut degré de l'ophthalmie aiguë; alors en effet la première
indication est de diminuer le plutôt possible la violence de
l'inflammation.

dès que la rupture du petit abcès est effectuée
les symptômes de l'ophthalmie s'exaspèrent, la
rougeur de la conjonctive augmente ainsi que
la distension des vaisseaux sanguins ; mais
l'afflux du sang dépend uniquement de l'exaltation de la sensibilité dans le point ulcéré.
En effet, aussitôt que cet excès de sensibilité cesse ou diminue, l'ophthalmie diminue
dans la même proportion ; et, si l'ulcère vient à
se cicatriser, l'ophthalmie se résout et disparaît
spontanément, ou réclame tout au plus, vers la
fin du traitement, l'usage d'un simple collyre astringent, continué pendant quelques jours.

Cette observation est facile à vérifier. On voit
tous les jours de petits ulcères, non pas sur la
cornée, mais sur les lèvres, à la pointe de la
langue, au mamelon, sur le gland, qui se couvrent presque en naissant d'une couche cendrée,
déterminent une inflammation autour du lieu
qu'ils occupent, et produisent un sentiment de
cuisson et de chaleur brûlante fort incommode.
Pour dissiper cette inflammation , je m'empresse de diminuer l'excès de sensibilité de ces
ulcères et de changer leur mode de vitalité;
après quoi l'irritation disparaît sans qu'il soit
besoin de faire usage des anti-phlogistiques proprement dits.

Le caustique est le meilleur moyen qu'on puisse
employer dans tous ces cas : il détruit immédia-

tement les extrémités des nerfs dans le point ulcéré, et fait cesser l'excès de sensibilité dont il
est le siége ; il convertit la surface cendrée de
l'ulcère et l'humeur âcre qui en découle, en une
croûte, ou plutôt en une escarre qui, semblable à l'épiderme, modère l'impression des parties voisines sur l'ulcère même ; il change son
mode de vitalité, détermine le développement
des bourgeons charnus, et la cicatrisation
s'opère.

Pour cautériser l'ulcère de la cornée, la pierre
infernale est préférable à tous les autres caustiques. Pour s'en servir, on la taille comme un
crayon, et, après avoir écarté les paupières et bien
fixé la supérieure au moyen de l'élévateur de
Pellier (1), on touche l'ulcère, en ayant la précaution d'appuyer suffisamment pour produire
une escarre assez épaisse. S'il se dissout une
petite quantité de nitrate d'argent avec les larmes, on fera promptement des douches de lait
dans l'œil.

Pendant la cautérisation, le malade ressent
une vive douleur, mais il en est amplement dé-
dommagé par le calme qui succède à l'application du caustique. En effet, le sentiment de
cuisson qu'il éprouvait cesse comme par en-

____

(1) Pl. III, fig. 1.

chantement; la sécrétion des larmes et la distension des vaisseaux de la conjonctive diminuent; le malade meut sans peine le globe de l'œil et les paupières; il supporte une lumière modérée, et peut enfin goûter les douceurs du repos. Tous ces avantages durent tant que l'escarre se maintient adhérente à la surface de l'ulcère.

Dès qu'elle vient à tomber, ce qui arrive vers le troisième ou le quatrième jour après la cautérisation, les premiers symptômes de la maladie se réveillent, et principalement la sensation de chaleur et de cuisson dans le point ulcéré, le larmoiement, la difficulté de mouvoir le globe de l'œil et les paupières, et l'aversion pour la lumière; mais ces symptômes sont beaucoup plus modérés que dans le principe.

Il faut retoucher l'ulcère de la cornée avec le même caustique, et répéter encore cette opération s'il est nécessaire, c'est-à-dire si l'ulcère est trop sensible et s'il continue à faire des progrès. Lorsque les choses suivent leur cours naturel, à la chute de chaque escarre, la sensibilité morbifique de l'œil se trouve diminuée, l'ulcère paraît moins grand et moins profond qu'auparavant, et change son aspect livide et cendré contre la couleur d'une légère lavure de chair, indice certain qu'il marche à sa guérison ; en même temps la turgescence des vaisseaux va diminuant, et l'ophthalmie se dissipe à mesure que la cicatrisation de l'ulcère fait des progrès.

Mais lorsque les bourgeons charnus commencent à se développer, loin de favoriser la guérison de l'ulcère, on la retarderait au contraire si l'on continuait l'application des caustiques. En effet, on réprimerait les bourgeons charnus qui doivent former la première base de la cicatrice, on rappellerait l'inflammation, la douleur et le larmoiement : et l'ulcère reprendrait cet aspect livide, à bords inégaux et tuméfiés, qu'il avait dans le principe. *Necesse est*, dit Platner, *ut hoc temperatâ manu, nec crebriùs fiat, ne nova inflammatio, novaque lacryma his acrioribus concitetur* (1). Aussitôt que le calme est rétabli, et que les bourgeons celluleux commencent à se développer, on doit donc s'abstenir de toute application caustique, et se borner à l'usage d'un collyre composé de quatre grains de sulfate de zinc et de quatre onces d'eau de plantain, auquel on ajoutera demi-once de mucilage de semences de coing ou de *psyllium*. On fera pénétrer quelques gouttes de ce collyre entre les paupières et le globe de l'œil, toutes les deux heures, et l'on mettra cet

---

(1) *Institutiones Chirurg.*, §. 314.

organe à l'abri du contact de l'air et de la lumière en le couvrant d'une petite compresse, assujettie par un tour de bande.

Lorsque l'ulcère de la cornée s'accompagne d'un peu de relâchement de la conjonctive et de ses vaisseaux, rien n'est plus utile que la pommade de Janin pour terminer la cure : la dose et l'énergie de cette pommade varient suivant la sensibilité des malades.

Il est des excoriations de la cornée, tellement superficielles, qu'elles ne présentent aucune excavation, et qui paraissent formées uniquement par le soulèvement de la conjonctive qui tapisse la face antérieure de l'œil. On n'a pas besoin de recourir au caustique pour les faire disparaître : il suffit du collyre vitriolique tempéré par le mucilage, ou d'un autre collyre analogue, tel qu'une dissolution de sulfate de zinc dans l'eau de roses ou de plantain, avec addition d'un blanc d'œuf. Les symptômes qui accompagnent ces excoriations sont de peu d'importance, et se guérissent ordinairement en peu de temps si le malade fait usage de l'un ou l'autre de ces collyres, et s'il garantit ses yeux de l'impression d'une lumière trop vive et des vicissitudes de l'atmosphère.

Ici finit l'histoire de l'ulcère de la cornée et du traitement qui lui convient dans le plus grand nombre des cas ; mais il arrive quelque-

fois que par l'effet de la violence de l'inflammation, ou par suite d'un mauvais traitement,
l'ulcère, déja très-étendu, se transforme en une
sorte de fongosité qui s'élève au-dessus de la
surface de la cornée. Cette fongosité paraît entretenue par un petit faisceau de vaisseaux sanguins; ce qui la fait prendre trop souvent pour
un *ptérygion*. Abandonnée à elle - même, ou
traitée par de légers astringents, elle entraîne
souvent la perte entière du globe de l'œil. Il faut
détruire promptement cette excroissance, ainsi
que les vaisseaux qu'elle reçoit : il n'est pas d'autre moyen d'arrêter complètement les progrès
de l'ulcération. La première indication est d'emporter, avec des ciseaux courbes sur leur plat,
toute la fongosité, en ayant la précaution de
prolonger l'incision sur la conjonctive autant
qu'il est nécessaire pour enlever, avec la fongosité, le faisceau des vaisseaux sanguins qui s'y
rendent et qui semblent l'entretenir. Cela fait,
on laisse couler le sang, puis l'on applique fortement la pierre infernale sur la plaie, afin de
produire une forte escarre, à la chute de laquelle on renouvelle l'application du caustique
jusqu'à ce que l'ulcère se couvre de bourgeons
charnus, et marche à sa guérison.

Pour exécuter cette opération, il ne suffit
pas ordinairement de faire tenir la paupière
supérieure élevée et l'inférieure abaissée; il faut

encore que le chirurgien, à l'aide d'une petite spatule, maintienne la paupière supérieure élevée, tandis qu'avec la main droite il porte le nitrate d'argent sur le fond de l'ulcère, et l'y retient tout le temps nécessaire pour produire une escarre forte et profonde.

Malheureusement, dans les cas les plus graves, on ne peut pas toujours calculer avec précision l'action du caustique, et l'on est exposé à détruire toute l'épaisseur de la cornée en voulant détruire la fongosité qui s'élève de sa surface : accident d'autant plus grave qu'il est toujours suivi de la procidence de l'iris. Toutefois, quelque fâcheux qu'il puisse paraître à quelques hommes de l'art, il n'est cependant pas sans ressource, comme je le démontrerai dans le chapitre où je traiterai de la *procidence de l'iris*. Dans tous les cas, l'opérateur aura rempli son devoir, s'il parvient à former à la place de l'excroissance une cicatrice durable qui s'oppose à l'apparition d'une nouvelle fongosité, et à la destruction totale du globe de l'œil.

Trente-troisième observation.

A son entrée à l'hôpital, Antoine Carovo, de Pavie, âgé de quatorze ans, ressentait une douleur très-vive à l'œil droit ; la cornée, de ce côté, était affectée de deux petits ulcères qui s'étaient manifestés à la suite d'une ophthalmie, et le malade était menacé de perdre l'œil.

Un de ces petits ulcères occupait le segment inférieur de la cornée, et le second était situé vers l'angle externe de l'œil. Tous deux avaient un aspect sale et de couleur cendrée. Les vaisseaux sanguins de la conjonctive, et spécialement ceux qui répondaient au siége des ulcères, étaient assez engorgés. L'enfant se plaignait de douleurs vives dans l'œil et dans la tête, et fuyait la lumièré la plus modérée.

Après l'avoir fait coucher sur le dos, la tête un peu élevée, j'ordonnai à un aide de lui soulever la paupière au moyen de l'élévateur de Pellier, tandis qu'avec ma main gauche, j'abaissais la paupière inférieure. Il n'est pas d'autre moyen de fixer convenablement, surtout chez les enfants, le globe de l'œil, pour cautériser les points ulcérés de la cornée. Je cautérisai donc fortement ces deux ulcères, de manière à produire une escarre profonde, puis je lavai l'œil à plusieurs reprises avec le lait frais. Pendant la cautérisation, le malade donna les signes de la plus vive douleur; mais une demi-heure après, il jouissait du calme le plus parfait sous tous les rapports.

Le lendemain, il put supporter une lumière

modérée, et les vaisseaux de la conjonctive étaient beaucoup moins distendus qu'avant l'opération.

Trois jours après, lorsque l'escarre tomba, les douleurs de l'œil se renouvelèrent, mais moins intenses qu'auparavant. Je renouvelai l'application du caustique. Cette seconde opération fut moins douloureuse que la première. Je la répétai quatre jours après.

A la chute de la dernière escarre, les petits ulcères étaient assez diminués, et le fond, d'une couleur rosée, était déjà au niveau de la cornée. Je substituai au caustique le collyre vitriolique, auquel je fis ajouter une certaine quantité de mucilage de semences de coing.

Dans l'espace de dix jours, à dater de l'époque dont nous parlons, les ulcérations se cicatrisèrent, et l'ophthalmie se dissipa. Néanmoins, pour mieux assurer le succès du traitement, j'ordonnai que le malade continuât encore pendant un mois l'usage du collyre, et qu'il introduisît chaque jour avant de se coucher, entre les paupières et le globe de l'œil, un peu de l'onguent ophthalmique de Janin.

Trente-quatrième Observation.

Un enfant de onze ans, mendiant, d'une faible constitution, et sujet par intervalles à des fièvres périodiques, fut pris d'un violente ophthalmie de l'œil gauche. Je ferai remarquer que cet œil était devenu très-sensible depuis quelques années à la suite de la petite vérole. Il se forma un petit abcès entre les lames de la cornée, qui s'ouvrit spontanément, et se convertit en un petit ulcère sale, de couleur cendrée, de forme ovale, qui s'étendait du bord interne de la cornée presque jusqu'au centre de la pupille. Cet enfant souffrait beaucoup, sur-tout par l'impression de la lumière; le larmoiement était abondant, et les vaisseaux de la conjonctive très-engorgés, principalement vers l'angle interne de l'œil. Je cautérisai l'ulcère avec la pierre infernale, et je bornai l'action du caustique par des lotions fréquentes avec le lait, et par l'application des cataplasmes émollients. La douleur causée par l'opération dura environ une demi-heure; ensuite le calme survint, et le malade passa tranquillement le reste de la journée, et dormit toute la nuit. Le lendemain, il ouvrait librement les yeux et supportait une lumière modérée sans en être incommodé : l'ophthalmie et le larmoiement étaient considérablement diminués.

A la chute de l'escarre, nouvelle apparition des premiers symptômes, et sur-tout de la douleur, de l'aversion pour la lumière, et du larmoiement. L'application du caustique fut répétée avec le même succès que la première fois.

Trois jours après, l'escarre tomba ; l'ulcère peu douloureux paraissait déja rétréci, et son fond, d'une belle couleur rose, était charnu. Je prescrivis le collyre vitriolique avec le mucilage de semences de coing ; je fis appliquer un petit plumasseau sur l'œil pour le défendre des injures de l'air et de l'impression de la lumière, et la cicatrice fut complète en peu de jours.

Cependant les vaisseaux sanguins de la conjonctive étaient encore un peu variqueux, lorsque cet enfant fut pris d'une fièvre tierce accompagnée d'un frisson convulsif très-intense. Je l'arrêtai facilement à l'aide du quinquina et de quelques gouttes de laudanum, et je continuai l'usage du fébrifuge à petites doses, long-temps après la cessation de la fièvre. A l'égard des topiques, au collyre vitriolique je joignis la pommade de Janin, qui ne contribua pas peu à rendre aux vaisseaux de la conjonctive le ton qu'ils avaient perdu , et à faire disparaître la coloration qui troublait encore le blanc de l'œil. La cicatrice de l'ulcère s'étendait jusqu'au voisinage de la pupille, mais elle ne la couvrait pas : aussi cet enfant ne fut-il pas privé de la faculté de voir de ce côté.

Trente-cinquième observation.

Joseph Reale, habitant de Saint - Léonard, paysan, âgé de vingt-deux ans, pléthorique, robuste, fut pris d'une ophthalmie aiguë des deux yeux, accompagnée d'une fièvre et de douleur très-vives. Le septième jour, après avoir été saigné, il se fit transporter à la clinique. L'œil droit très-enflammé était affecté d'un ulcère superficiel sur le bord inférieur de la cornée; il en existait un autre sur le bord externe de la cornée de l'œil gauche : celui-ci avait à peine l'étendue d'un grain de millet, mais il était profond. Le malade avait le pouls dur, vibrant, une fièvre continuelle et des envies de vomir.

J'ordonnai de suite une saignée du bras, de dix-huit onces; le soir une autre du pied, de douze onces, et je fis appliquer des cataplasmes émollients sur les yeux. La nuit fut moins agitée que les précédentes; le pouls devint mou, ondoyant, et la peau humide. Le malade se plaignant sans cesse de nausées, je lui donnai un émétique qui procura des vomissements copieux de matière bilieuse; en sorte que le quatrième jour de l'entrée de ce jeune homme à l'hôpital, la période inflammatoire de l'ophthalmie pouvait être considérée comme terminée.

Ce fut à cette époque que je touchai les ulcères

des deux yeux avec la pierre infernale. Le lendemain, dans la vue d'entretenir la liberté du ventre et la transpiration, je prescrivis un grain de tartrate antimonié de potasse, et deux gros de crême de tartre, dans une livre de décoction de chiendent, à prendre à doses réfractées pendant plusieurs jours de suite.

L'action du caustique calma la douleur des yeux. L'escarre étant tombée, je retouchai les ulcérations trois fois dans huit jours, et l'ophthalmie disparut. Le fond de l'ulcère de l'œil gauche ne tarda pas à se couvrir de granulations et à s'élever au niveau de la surface de la cornée; à la même époque, celui de l'œil droit se trouva cicatrisé. Le collyre vitriolique avec le mucilage de coing dont on faisait instiller quelques gouttes toutes les deux heures, suffit pour compléter la guérison. On conçoit que les cicatrices ne s'étendant pas sur la pupille ne pouvaient porter aucun obstacle à l'exercice de la vision.

Trente-sixième observation.

Une petite fille de deux ans et demi me fut apportée par sa mère pour me consulter sur une ophthalmie de l'œil droit, suite récente d'une petite vérole confluente. Je découvris sur la partie de la cornée qui regarde le nez, un petit ulcère de la grandeur d'un grain de millet; et dans la partie opposée, ou vers la tempe, un petit abcès commençant.

Je cautérisai le petit ulcère sur-le-champ. La mère se chargea de faire des douches dans l'œil avec du lait, et de rapporter la malade tous les matins à l'heure du pansement.

Après la cautérisation, la petite malade se sentit très-soulagée pendant trois jours consécutifs; mais, à la chute de l'escarre, les douleurs de l'œil se renouvelèrent. L'ulcère fut touché de nouveau; et lorsque la seconde escarre tomba, c'est-à-dire quatre jours après, l'ulcère était si petit et si superficiel, qu'on pouvait le regarder comme sur le point d'être entièrement cicatrisé. En effet, quatre jours plus tard, sans autre secours que le collyre vitriolique, la cicatrice était complète.

Le petit abcès, situé de l'autre côté de la cornée, et qui était resté jusqu'ici stationnaire, devint douloureux, se rompit, et dégénéra en un ulcère semblable au premier. Je le traitai donc de la même manière; en outre, je fis appliquer un vésicatoire à la nuque, et je purgeai, plusieurs fois la malade, avec le sirop de chicorée et de rhubarbe. La plaie fut cautérisée deux fois avant qu'elle se couvrît de bourgeons charnus, et qu'elle parût disposée à se cicatriser. Je complétai la guérison à l'aide du collyre vitriolique, qui fut exactement continué pendant deux semaines : ce collyre contribua puissamment, non-seulement à la cicatrisation du second ulcère, mais encore à fortifier les vaisseaux de la conjonctive, et à dissiper l'injection qui ternissait encore le blanc de l'œil.

Trente-septième observation.

Joseph Barbion, de Pavie, âgé de vingt-trois ans, sellier, d'une constitution grêle, et sujet par intervalles à des fièvres intermittentes, fut atteint, vers la fin de septembre de l'année 1796, d'un érysipèle au côté droit du visage. Les paupières et la conjonctive de l'œil du même côté, étaient considérablement tuméfiées. Cet accident disparut, dans l'espace de dix jours, par la diète, et par l'application, sur la face, de l'écorce interne de sureau, selon la pratique du peuple.

Un mois après, ce jeune homme ayant été saisi par un vent sec et froid, l'œil droit s'enflamma de nouveau. Il recourut aux moyens qui lui avaient réussi la première fois; mais voyant que la douleur, la chaleur, l'insomnie, le larmoiement, la fièvre et l'appréhension de la lumière augmentaient toujours, il vint à l'hôpital.

On voyait, sur la partie latérale externe de la cornée, un petit ulcère de la longueur d'une ligne et de la largeur, d'un quart de ligne, mais il était assez profond. Ne pouvant, en ce moment disposer d'un seul lit, je cautérisai l'ulcère et renvoyai le malade avec les instructions nécessaires pour continuer le traitement. Il ne revint que dix jours après, par conséquent long-temps après la chute de l'escarre; aussi était-il en plus mauvais état que la première fois. Admis cette fois dans l'hôpital, je commençai par lui faire appliquer un cataplasme de mie de pain et de lait sur les paupières, afin de diminuer l'irritation de l'œil et des parties adjacentes; et je le purgeai plusieurs fois avec les poudres résolutives, composées de crême de tartre et de tartre stibié.

En moins de trois jours, cet excès d'irritation disparut, et je pus toucher l'ulcère de la cornée avec le caustique, de manière à produire une escarre profonde. Je fus obligé de renouveler la même opération trois fois dans l'espace de onze jours, pour enlever à l'ulcère l'aspect cendré qui lui est naturel, et pour le mettre en voie de guérison. Cette méthode eut ses effets accoutumés.

A peine le fond granuleux de la petite plaie fut-il parvenu au niveau de la surface de la

cornée, que j'ordonnai au malade de faire instiller dans ses yeux quelques gouttes du collyre vitriolique, toutes les deux heures. Tel fut
l'effet de ce moyen, que l'ulcère se cicatrisa complètement, et l'œil recouvra toute l'activité dont
il jouissait avant d'être malade.

CHAPITRE XI.

Du Ptérygion.

On désigne sous le nom de *Ptérygion* une petite membrane contre nature, dont la forme est triangulaire (1), et la couleur d'un rouge cendré. Elle commence ordinairement vers l'angle interne de l'œil, près la caroncule lacrymale, et s'étend de proche en proche jusque sur la cornée : elle s'accompagne d'une altération notable de la vision.

Quoique cette petite membrane provienne le plus souvent de l'angle interne de l'œil, on la voit cependant, dans quelques cas, partir de l'angle externe (2), et dans d'autres, de l'hémisphère supérieur ou inférieur du globe de l'œil lui-même. Au reste, quelle que soit son origine, elle a toujours la forme d'un triangle dont la base a son siége sur le blanc de l'œil et le sommet sur la cornée, plus ou moins distant de

(1) Pl. II', fig. 3 *a*.
(2) Pl. II, fig. 3 *b*.

son centre et de la pupille. Dans quelques cas rares, on rencontre deux et même trois ptérygions sur le même œil. Plus ou moins éloignés les uns des autres, ils sont distribués sur la circonférence du bulbe de l'œil, de manière que leurs sommets se dirigent vers le centre de la cornée, dont ils détruisent entièrement la transparence, si malheureusement ils vont jusqu'à se réunir. C'est, ce me semble, à cette complication que les anciens médecins ont donné le nom de *pannicule*.

A proprement parler, l'*ophthalmie chronique variqueuse* avec relâchement et épaississement de la conjonctive, le *nuage* de la cornée et le *ptérygion*, sont trois maladies qui ne diffèrent entre elles que par le degré d'intensité. En effet, toutes les trois consistent dans une distension plus ou moins considérable des vaisseaux de la conjonctive, compliquée d'atonie et d'épaississement de cette membrane. Mais, dans l'ophthalmie chronique, la dilatation des veines et le relâchement de la conjonctive se bornent au blanc de l'œil; dans le nuage, les vaisseaux variqueux s'étendent jusque sous la lame de la conjonctive qui tapisse la cornée; et dans le ptérygion, non-seulement les varices se prolongent jusque sur la surface de la cornée, mais la conjonctive qui recouvre cette membrane acquiert une épaisseur extraordinaire.

De là vient que, dans le principe, on serait tenté d'attribuer le ptérygion au développement d'une nouvelle membrane sur la cornée, tandis qu'il est formé réellement par la lame la plus déliée de la conjonctive dégénérée, par l'effet de l'inflammation, en une tunique opaque, et parsemée de vaisseaux sanguins variqueux. Ainsi, ce n'est point une nouvelle création qui constitue le ptérygion; mais il consiste dans une dégénérescence des membranes naturelles de l'œil. Et la preuve, c'est que le traitement du nuage convient également au ptérygion commençant, c'est-à-dire qu'au lieu d'enlever la figure triangulaire représentée par ce dernier sur la surface même de la cornée, il suffit de l'emporter avec l'instrument tranchant sur les confins de cette membrane avec la sclérotique, comme si l'on avait simplement à détruire la communication des troncs veineux avec leurs racines dont la dilatation constitue le nuage de la cornée.

Le ptérygion serait aussi frequent que l'ophthalmie chronique variqueuse, si la conjonctive n'était pas naturellement plus dense et plus compacte sur la cornée que dans le reste de son étendue, et si les vaisseaux sanguins n'étaient eux-mêmes plus déliés et moins susceptibles de distension dans cet endroit que dans les autres. De là vient que le ptérygion est rare en comparaison de l'ophthalmie dont nous parlons. Néanmoins, si les vaisseaux de la lame transparente de la conjonctive adhérente à la cornée cédent une fois à l'impulsion du fluide qui les pénètre, s'ils deviennent variqueux, le tissu cellulaire dont ils sont environnés s'engorge insensiblement, et la portion de conjonctive dont nous parlons se transforme en une membrane pulpeuse et roussâtre qui constitue le ptérygion.

J'ai dit que le ptérygion consiste dans une dégénérescence de la conjonctive; en effet, toutes les fois que l'œil se tourne vers le siége de la maladie, on a remarqué qu'il se forme sur la surface du ptérygion des plis qui correspondent parfaitement à ceux de la conjonctive, et que ces plis s'effacent simultanément lorsque l'œil se porte dans le sens opposé. Cette assertion devient encore plus évidente quand on considère qu'il est très-facile de soulever simultanément avec des pinces le ptérygion et la conjonctive qui lui correspond.

Je me suis convaincu, sur le cadavre, qu'on enlevait le ptérygion (1) avec la même facilité sur le blanc de l'œil et sur la cornée, et que cette membrane restait parfaitement à nu, c'est-

_____

(1) Pl. II. fig. 4 a. b.

à-dire dépouillée de la conjonctive, dans le lieu
qui correspondait au siége du ptérygion : phénomène d'autant plus remarquable que je n'ai
jamais pu détacher la conjonctive de la cornée
au-delà du siége de cette affection. S'il existe plusieurs ptérygions sur le même œil, à diverses
distances l'un de l'autre, la conjonctive paraît
flasque et variqueuse sur autant de points, et
ces points correspondent au siége même des
ptérygions; tandis que le reste de cette membrane qui recouvre le blanc de l'œil paraît uni
et tendu, et complètement exempt de varices.

Il est digne de remarque que le ptérygion,
quelle que soit d'ailleurs son étendue et son
siége, se manifeste constamment sous la forme
d'un triangle dont la base regarde le blanc de
l'œil, et la pointe est tournée vers la pupille.
Ce phénomène dépend très-probablement des
adhérences de la conjonctive, qui deviennent
plus intimes à mesure qu'on s'approche de
la cornée. En effet, il doit résulter nécessairement de cette disposition, que les progrès du
ptérygion iront toujours en diminuant du blanc
de l'œil vers la pupille, et que cette maladie,
rencontrant d'autant plus de résistances qu'elle
s'approche du centre de la cornée, prendra
forcément la forme triangulaire. Au reste, le
phénomène est constant, et Forestus l'a noté

comme tel : *Non cooperit (pterygium) oculum nisi in forma sagittæ* (1).

La forme de cette affection est un de ses caractères tellement essentiels qu'elle suffit pour faire distinguer le vrai ptérygion du faux, ou de toute autre excroissance molle, roussâtre de la cornée. En effet, il se développe quelquefois sur cette membrane des fongosités analogues, par leur couleur et par leur consistance, au ptérygion, quoique dans le fond elles en diffèrent essentiellement, puisqu'elles consistent dans une dégénérescence de la substance même de la cornée. Mais, outre que ces excroissances s'élèvent presque toujours bien plus que le ptérygion, elles affectent toujours une forme irrégulière, tuberculeuse, sans jamais représenter un triangle dont le sommet regarde le centre de l'œil, comme le fait le ptérygion.

Le ptérygion se laisse facilement soulever avec des pinces, et c'est encore un de ses traits caractéristiques ; car il n'est point d'excroissance qui présente ce phénomène, tant elles sont adhérentes au fond qui les supporte. Ce caractère rend le traitement du ptérygion infiniment simple, tandis que ce n'est qu'avec la plus grande difficulté qu'on parvient à détruire

---

(1) *Oper. med.* lib. XI. obs. 6.

radicalement les excroissances de la cornée, et
à cicatriser solidement les plaies qui résultent
de leur extirpation. Plenk dit à ce sujet : *Ptery-
gia quæ filamentis solummodò adhærent, facilè
abscinduntur; difficillime, quæ ubique accreta sunt
corneæ, ac in plicam elevari non possunt* (1). Si
cette excroissance, bien qu'elle ait la forme
triangulaire et constitue le véritable ptérygion,
adhère fortement à la cornée; si elle a une couleur rouge-foncé; si elle saigne facilementquand
on la touche, et si elle produit des douleurs lancinantes qui s'étendent sur l'œil et sur la tempe :
cette affection menace de devenir cancéreuse,
si elle ne l'est déja. Aussi faut-il se borner à faire
un traitement palliatif, à moins qu'on ne se dé-
cide à pratiquer l'extirpation du globe de l'œil
tout entier, ou au moins de son hémisphère antérieur.

Pour guérir le ptérygion, il faut l'enlever
avec l'instrument tranchant. Mais si cette affection n'est, comme nous l'avons dit, qu'une
portion de la conjonctive convertie, par l'effet
d'une inflammation chronique, en une tunique dense et opaque, il s'ensuit qu'il est impossible d'opérer le ptérygion sans priver la

---

(1) *De morb. ocul.* pag. 97. Avicenne lib. 3. f. 3. cap. 23,
dit : *duræ* (il parle de la cornée) *denudatio quando non est
facilis, perducit ad nocumentum.*

cornée de son enveloppe naturelle, et par con-séquent sans déterminer une cicatrice qui trouble plus ou moins la transparence de cette membrane dans l'endroit occupé par la maladie. Ainsi, que les jeunes chirurgiens ne s'en laissent pas imposer par ceux qui disent avoir rétabli la transparence de la cornée après avoir enlevé des ptérygions avec le bistouri. Sans doute elle est moins opaque après qu'avant l'opération; mais elle porte dans tous les cas l'empreinte d'une cicatrice indélébile. Les avantages de cette opération n'en sont pas moins très-précieux : premièrement, elle prévient les progrès ultérieurs de la maladie, la dilatation des vaisseaux de l'œil et l'épaississement de la conjonctive; en second lieu, elle interrompt le mouvement fluxionnaire qui se dirigeait sur l'œil, puisqu'elle détruit la cause qui l'appelait; enfin, elle préserve la cornée de l'opacité complète dont elle était menacée. Toutefois, s'il est vrai que quelques malades aient recouvré la vue, ce ne peut être qu'incomplètement, car la fonction doit suivre nécessairement l'état des organes qui la remplissent; or, je le répète, après l'extirpation du ptérygion, il se forme sur la cornée une cicatrice à demi-transparenté qui gêne nécessairement le passage des rayons lumineux.

La seule chose que je puis affirmer, c'est que

la cicatrice superficielle, qui succède à l'opération du ptérygion, est toujours moins étendue que ne l'était le siége de la maladie; ce qu'on peut attribuer, soit au dégorgement de la conjonctive par l'effet de l'incision, soit à la tendance qu'ont toutes les plaies à se resserrer en se cicatrisant.

Quoi qu'il en soit, ce phénomène est constant; ainsi, parmi les ptérygions que j'ai opérés, ceux qui avaient deux lignes d'étendue laissaient des cicatrices d'une ligne et demie ou quelque chose de plus; mais, je le redis encore, la cicatrice est toujours moins étendue que la place occupée par la maladie.

L'opération du ptérygion est d'une exécution facile. Il est des chirurgiens qui veulent qu'on traverse le ptérygion avec une aiguille garnie d'un fil de soie, afin de le détacher de la cornée en tirant à soi, et pour le couper ensuite plus aisément à sa base. Mais cette méthode est défectueuse en ce qu'elle prolonge l'opération, et sur-tout parce que le sang qui s'écoule des piqûres ne permet pas de voir avec toute la précision nécessaire les limites des parties malades. Une pince à disséquer et des ciseaux bien évidés (1), tels sont les instruments nécessaires à cette opération.

---

(1) Pl. III, fig. 3.

Communément on prolonge l'incision de la
cornée sur le blanc de l'œil, afin d'embrasser
toute la base du ptérygion ; en sorte que, lorsqu'il vient de l'angle interne, on étend la division jusqu'à la caroncule lacrymale. Le premier
inconvénient de cette méthode est de mettre à
découvert une trop grande étendue de la sclérotique ; secondement, il résulte de la perte de
substance éprouvée par la conjonctive, et de la
direction même de la plaie, une cicatrice difforme qui tire le bulbe de l'œil vers la caroncule lacrymale, gêne la liberté de ses mouvements, sur-tout de l'angle interne vers l'angle
externe.

Pour éviter cet inconvénient dans le traitement du ptérygion dont la base est très-étendue
sur le blanc de l'œil, il m'a paru très-utile de
pratiquer une incision depuis le sommet jusqu'à
l'endroit où la cornée se réunit avec la sclérotique ; puis, on le sépare de sa base par une
section demi-circulaire (1), en y comprenant
la substance même de la conjonctive dans l'é-
tendue d'une ligne environ, et dans une direction concentrique au limbe de la cornée. J'ai
observé qu'en pratiquant l'opération de cette
manière, le traitement consécutif est plus court

---

(1) Pl. II, fig. 3 *a*.

qu'en employant la méthode ordinaire, que la cicatrice ne forme point de brides, et que la conjonctive, uniformément tendue sur le globe de l'œil par la cicatrice elle-même, reprend le ton qu'elle avait perdu, et les vaisseaux variqueux le calibre qui leur est naturel.

Cependant tant de précautions ne sont pas nécessaires quand il s'agit d'un petit ptérygion dont la base ne s'étend pas beaucoup sur le blanc de l'œil.

Le malade étant assis, un aide placé derrière lui, élève avec le doigt indicateur et le doigt du milieu d'une main, la paupière supérieure, tandis qu'avec les doigts de l'autre main il abaisse la paupière inférieure. L'opérateur (je suppose qu'il opère sur l'œil droit) se place devant le malade, assis ou debout, comme il lui convient; il ordonne au malade de tourner un peu le globe de l'œil du côté qui correspond à la base du ptérygion, saisit ce dernier à une ligne environ de son sommet, avec des pinces qu'il tient de la main gauche; le soulève en tirant doucement à lui et en haut jusqu'à ce qu'il sente un petit craquement qui indique la séparation du ptérygion de la lame celluleuse et mince qui l'unissait à la cornée; enfin, avec la main droite armée d'une paire de ciseaux, il emporte la partie malade le plus près possible de la cornée, et dans la direction du sommet à

la base. Parvenu au point où la cornée se réunit avec la sclérotique, l'opérateur soulève de
nouveau le pli fait à la conjonctive, et d'un second
coup de ciseaux porté très-près du limbe de la
cornée, il enlève à la fois le ptérygion et la portion de conjonctive qui lui sert de base. Cette
seconde section devra figurer un croissant (1)
dont les deux extrémités s'étendront quelques
lignes au-delà du relâchement de la conjonctive,
en suivant la courbe du globe de l'œil.

L'opération terminée, et l'écoulement du sang
provoqué par des lotions d'eau tiède, l'œil
sera couvert d'un plumasseau de charpie sèche,
ou trempé dans l'eau végéto-minérale, et soutenu d'un bandage médiocrement serré.

S'il ne survient point de symptômes remarquables, comme douleur, tension de l'œil, tuméfaction extrême des paupières, il suffira de
faire laver, trois ou quatre fois par jour, le globe
de l'œil et la face interne des paupières, avec
l'eau de mauve tiède, et de mettre soigneusement ces parties à l'abri du contact de l'air, sans
exercer sur elles une trop forte compression.
Mais si les symptômes dont je viens de parler se
manifestent, on emploiera le régime anti-phlo-
gistique dans toute son extension; on appliquera

----

(1) Pl. II, fig. 3.

des cataplasmes émollients sur l'œil, et l'on introduira entre les paupières du blanc d'œuf, ou du mucilage de semence de *psyllium*, extrait avec l'eau de mauve.

Ordinairement, du cinquième au sixième jour après l'opération, toute la surface de la plaie paraît d'une couleur jaunâtre, et tapissée de mucosités, sorte de suppuration propre aux membranes en général, et à celle de l'œil en particulier ; tandis que les bords de la section et la conjonctive qui les avoisine prennent une teinte rouge. Par la suite, la surface de la plaie se resserre chaque jour davantage, et la cicatrice s'opère.

Pendant cette période, c'est-à-dire pendant tout le temps que dure le traitement consécutif à l'opération, les seuls topiques convenables sont les lotions d'eau de mauve tiède, trois ou quatre fois par jour. Des observations nombreuses m'ont appris que les collyres astringents, et ces poudres si vantées d'Iris de Florence et d'alun, irritent l'œil et déterminent l'engorgement de la conjonctive, accidents qui s'opposent directement à la guérison. Mais ce qu'il y a de plus fâcheux, c'est que ces mêmes moyens produisent, sur la surface même de la rescision, des bourgeons fongueux difficiles à réprimer. J'ai vu tous ces effets à la suite d'une seule application intempestive de la pierre infernale.

I.   18

Mais, si l'on se contente après l'opération de faire des lotions d'eau de mauve, la guérison marche régulièrement, la surface de la plaie diminue chaque jour, et la cicatrice s'achève paisiblement dans l'espace de trois ou quatre semaines au plus. Ce n'est que lorsqu'elle est déja formée qu'il convient d'instiller, trois ou quatre fois par jour, le collyre vitriolique animé de quelques gouttes d'esprit de vin camphré.

J'ai dit déja que le ptérygion commençant n'est, à proprement parler, que le nuage de la cornée, dans lequel les vaisseaux veineux de la conjonctive correspondante à la partie malade de la cornée, sont un peu plus dilatés que dans le nuage; et que, dans ce point, la conjonctive est plus dense et plus opaque que lorsqu'elle est simplement nébuleuse (1). Pour m'exprimer plus clairement, le ptérygion ne consiste pas, en ce cas, dans une membrane dense et opaque, mais dans une pellicule fine comme une toile d'araignée, entrelacée çà et là de vaisseaux

---

(1) Cet état intermédiaire entre le nuage de la cornée et le ptérygion confirmé est désigné par les médecins arabes sous le nom de *sabel*. *Sabel*, dit Avicenne, *est panniculus accidens in oculo ex inflatione venarum ejus apparentium in superficie conjunctivæ et corneæ ; et texitur quiddam in eo, quod est inter eas, sicut fumus.* Lib. 3, f. tract. 2, cap. 19.

sanguins variqueux, et derrière laquelle on aperçoit encore l'iris. Tant que le ptérygion est dans cet état, il n'est pas nécessaire de dépouiller la cornée de son enveloppe naturelle : il suffit, comme dans le traitement du nuage, de rompre la communication entre les racines des veines variqueuses et leurs troncs. Or, pour remplir cette indication, il ne faut que pratiquer une excision semi-lunaire de la conjonctive, à la base du ptérygion commençant, comme on fait dans le traitement du nuage. Après cette opération, le ptérygion se dissipe, ou se convertit en un léger obscurcissement de la cornée. Le plus souvent il est en effet bien moins considérable que celui qui résulte d'une cicatrice ordinaire. Dans ses observations de chirurgie, Arcrell dit avoir guéri par cette méthode un ptérygion commençant. Je m'en suis servi moi-même plusieurs fois avec succès ; mais j'ai cru plus convenable d'en parler en détail dans le traitement du nuage de la cornée que dans celui du ptérygion, par des motifs que j'ai exposés plus haut, et notamment parce que l'état morbide de la conjonctive excède peu dans ces circonstances l'état où se trouve cette membrane, lorsqu'elle est seulement nébuleuse. Et voilà pourquoi, dans les cas de ptérygion commençant, on peut espérer d'en arrêter les progrès, en employant à temps des topiques astringents, capables de rétablir les vaisseaux de la conjonctive dans leur état naturel : tels sont entr'autres la pommade anti-ophthalmique de Janin, et la teinture thébaïque, dont j'ai donné plus haut la formule.

Trente-huitième Observation.

Antoine Cantoni, de Casorati, paysan, âgé de dix-neuf ans, vint à la clinique, le 12 novembre 1792, affecté d'une ptérygion qui s'étendait de l'angle externe de l'œil droit jusqu'auprès de la pupille.

Le 14 du même mois, le malade étant assis, je saisis le ptérygion à une ligne et demie de son sommet, et l'enlevai d'un seul coup de ciseaux; je saisis ensuite la base et l'emportai de la même manière, en donnant à la section la figure d'un croissant, tourné vers la circonférence de la cornée.

Les jours suivants, comme il ne survint aucune tuméfaction sensible de l'œil ni des paupières, le malade ne fit usage que des lotions d'eau de mauve, et couvrit l'œil d'un plumasseau de charpie sèche, assujetti par un tour de bande.

La plaie diminua de jour en jour jusqu'au 10 décembre, où la cicatrice était complétement achevée. On remarqua qu'elle était plus éloignée de la pupille que le sommet du ptérygion.

Trente-neuvième Observation.

Mauro Pisani, paysan robuste, âgé de quarante-cinq ans, portait depuis long-temps un ptérygion dans l'angle interne de l'œil droit. Mais cette affection fut tellement négligée qu'elle parvint à couvrir les deux tiers de la pupille, et par conséquent à gêner considérablement la vision.

J'opérai le malade le 22 janvier 1793; il perdit beaucoup plus de sang qu'on ne devait l'attendre d'une opération aussi simple.

Le cinquième jour, la surface de la plaie se couvrit d'un enduit muqueux, signe certain de l'établissement de la suppuration. Pendant tout le traitement, le malade ne fit usage que des lotions d'eau de mauve, répétées trois ou quatre fois par jour, et resta presque toujours levé.

En vingt-huit jours, la cicatrisation s'accomplit entièrement. La cornée resta nébuleuse, comme c'est l'ordinaire, dans le lieu du ptérygion; mais la cicatrice occupait moins d'espace que la maladie : aussi le malade voyait-il moins confusément qu'avant l'opération.

Quarantième Observation.

Un menuisier, âgé de trente-quatre ans, d'une constitution robuste, portait depuis plusieurs années un ptérygion sur l'œil droit. Cette affection s'étendait de l'hémisphère inférieur du globe de l'œil vers le centre de la cornée, et recouvrait environ un quart de la pupille, lorsque le malade était dans un jour modéré.

Le 12 mars 1794, je saisis le ptérygion à une ligne et demie de son sommet, et le coupai avec des ciseaux un peu au-delà de la circonférence de la cornée; je saisis ensuite la base et l'emportai de la même manière avec une portion de la conjonctive, en suivant une ligne courbe, concentrique au bord de la cornée.

Après avoir laissé couler le sang, je couvris l'œil avec un plumasseau de charpie, trempé dans l'eau végéto-minérale, et passai par-dessus un tour de bande.

Le lendemain, les paupières étaient gonflées, rouges et douloureuses.

Je prescrivis une forte saignée, et j'appliquai sur l'œil un cataplasme émollient; le surlendemain je fis passer un purgatif. L'inflammation se dissipa le septième jour. Cependant la conjonctive était encore engorgée, rouge; et la surface de la plaie ne paraissait pas couverte de mucus.

Ce phénomène n'eut lieu que le douzième jour, et dès ce moment la cicatrisation commença.

Si l'on excepte l'application des cataplasmes dans le principe, je n'ai fait usage dans cette

maladie que des lotions d'eau de mauve. Quoique la cicatrice fut complète au bout de cinq
semaines, le traitement fut continué encore
quinze jours, pendant lesquels le malade fit des
injections avec le collyre vitriolique contenant
une certaine quantité de mucilage de semences
de coing ; le soir, il se frottait les bords des
paupières avec la pommade de Janin. On remarqua dans ce cas, comme dans le précédent, que
la cicatrice s'avançait moins sur la pupille que
le ptérygion.

Quarante et unième Observation.

François Vecchi, de Calignano, paysan, âgé
de cinquante-sept ans, d'une faible constitution,
vint me consulter dans les premiers jours de
mai 1794, sur deux larges ptérygions (un sur
chaque œil) qui le défiguraient, et menaçaient
de le rendre aveugle. En effet, celui de l'œil
droit couvrait les deux tiers de la pupille et
celui de l'œil gauche, la moitié. Cet homme
avait, en outre, une ophthalmie chronique habituelle.

Le lendemain de l'opération, les paupières et
la conjonctive des deux yeux se gonflèrent pro-
digieusement; elles devinrent rouges, douloureuses, et la fièvre se déclara. On fit une saignée
du bras, après quoi l'on appliqua des sangsues

près des paupières. Je prescrivis une nourriture légère, et un grain de tartrite antimonié de potasse dissous dans une livre de décoction de chiendent, à prendre à doses réfractées. Enfin, je fis appliquer des cataplasmes émollients sur les yeux.

Le calme reparut le huitième jour de ce traitement; les paupières s'affaissèrent, et la période inflammatoire de l'ophthalmie fit place à la seconde. Cependant la conjonctive était encore assez rouge, tuméfiée, comme fongueuse, et la surface de la plaie n'était pas couverte de mucus. Persuadé que le retard de la suppuration venait en partie du relâchement des vaisseaux de la conjonctive, j'étais tenté de faire usage de quelque topique astringent; mais je me souvins que, dans des cas analogues, ces moyens, loin de dissiper l'ophthalmie, l'avaient exaspérée, ou même l'avaient rappelée. Je suivis donc ma pratique ordinaire; je me contentai de faire des lotions d'eau de mauve tiède, et de déterminer un point d'irritation à la nuque, au moyen d'un large vésicatoire que je fis entretenir long-temps, et que je transportai derrière les oreilles.

Le dix-neuvième jour après l'opération, l'engorgement de la conjonctive étant diminué, la suppuration commença; et, depuis cette époque jusqu'au cinquante-troisième jour, l'étendue des plaies alla toujours en diminuant.

Aussitôt que la cicatrice fut terminée, j'ordonnai d'instiller dans les yeux, plusieurs fois par jour, quelques gouttes du collyre vitriolique, simple d'abord, puis animé avec l'eau-de-vie camphrée, et de frotter tous les soirs les bords des paupières avec la pommade de Janin. Continué pendant quinze jours, ce traitement rendit à la conjonctive son énergie; et la rougeur chronique des yeux, effet du relâchement de cette membrane, disparut complètement.

Quant à l'étendue des cicatrices, celle de l'œil droit ne couvrait guère plus d'un tiers de la circonférence de la pupille, et celle de l'œil gauche en couvrait à peu près le quart.

CHAPITRE XII.

De l'Encanthis.

L'ENCANTHIS n'est, dans le principe, qu'une petite excroissance molle, rouge, quelquefois un peu livide, née de la caroncule lacrymale èt du pli semi-lunaire de la conjonctive qui l'avoisine. L'encanthis invétéré est ordinairement d'un volume assez considérable (1); ses racines s'étendent au-delà de la caroncule lacrymale jusqu'à la membrane interne de l'une ou de l'autre paupière, ou de toutes les deux. Il est fort incommode, soit par la place qu'il occupe,

---

(1) Dans sa *Chirurgia curiosa*, p. 133, Purmann nous a donné la description et la figure d'une tumeur de la grosseur du poing. Elle prenait naissance à l'angle interne de l'œil gauche par un petit pédoncule, d'où elle pendait sur la joue; cependant, d'après le vague de la description et le peu d'exactitude dans le dessin, il est douteux si cette tumeur partait vraiment de la caroncule et du pli de la conjonctive qui l'avoisine, ou des téguments situés immédiatement hors de la commissure interne des paupières. Purmann dit avoir heureusement extirpé cette tumeur, en la liant à la base de sa racine, et en appliquant sur cette même racine un bouton de fer rouge, muni de sa canule.

soit parce que, interposé entre la commissure interne des paupières, il les tient nécessairement écartées de ce côté. Il a d'ailleurs l'inconvénient d'entretenir l'ophthalmie chronique; il gêne les mouvements des paupières, et les empêche de se fermer; enfin, il dérange le cours des larmes, par la compression qu'il exerce, et par la déviation qu'il fait subir à la direction naturelle des points lacrymaux.

Dans son principe, cette excroissance est le plus souvent granuleuse comme une mûre, ou frangée sur ses bords, et formée de plusieurs lambeaux.

Quand elle a pris un certain degré d'accroissement, elle paraît encore granuleuse dans une certaine étendue; mais, dans tout le reste, elle est lisse, blanchâtre ou cendrée, et parsemée de vaisseaux variqueux. Quelquefois elle s'avance sur la conjonctive oculaire et parvient jusqu'au point où la cornée se réunit avec la sclérotique. Dans cet état, elle intéresse constamment la caroncule lacrymale, le pli semi-lunaire et la membrane interne des paupières, et jette un prolongement particulier sur toute la face interne de la paupière supérieure ou de l'infé rieure dans la direction de leurs bords; en d'autres termes, le corps de l'encanthis se divise aux environs de la cornée en deux appendices ou prolongements, dont l'un s'étend le long de la surface interne de la paupière supérieure, et l'autre parcourt la face interne de la paupière inférieure.

Le corps de l'encanthis égale quelquefois la grosseur d'une petite noix ou d'une châtaigne. Dans quelques cas, il est déprimé, et comme écrasé dans sa partie moyenne, qui n'en conserve pas moins l'apparence granuleuse qu'elle avait dans son principe, tandis que ses prolongements offrent l'aspect d'une substance lipomateuse. Si l'on renverse les paupières, ces prolongements font une saillie qui se porte en avant; en sorte que, lorsqu'ils existent sur les deux paupières, ils représentent une espèce d'anneau adossé au globe de l'œil. Fabrice de Hilden a bien connu la maladie dont nous parlons : il lui a donné le nom de *ficus scirrhosus ad majorem oculi canthum* (1).

----

(1) *Centur.* I, *Obser.* II, *anno* 1598. 2° *feb. ad œdes D. Petri Dumantii verbi divini ministri ad quadragenarium, habentem tumorem scirrhosum ad magnum oculi canthum, castaneæ magnitudine, colore livido, et multis venis capillaribus intertextum, vocatus fui. Ille autem tumor ab unâ parte adhærebat conjunctivæ membranæ usque ad iridem; ab alterâ vero hærebat palpebræ superiori, et lacrymali glandulæ : ita ut ad oculi motum totam cooperiret pupillam scirrhus ille. Nos (œgro purgato, prout in præcedente observatione fusius declaravimus), incisâ item cephalicâ in sinistro brachio, institutâque optimâ victûs ratione, præsente* M. Nicolao Fevotto

Il semble pourtant que, dans le cas rapporté par cet auteur, l'encanthis n'avait qu'un seul appendice, situé sur la face interne et au-dessous du rebord de la paupière supérieure.

Il arrive quelquefois, comme je l'ai dit en parlant du ptérygion, que l'encanthis devient cancéreux. On reconnaît cette dégénérescence à la couleur d'un rouge obscur et comme plombée de l'excroissance, à son extrême dureté, et aux douleurs lancinantes dont elle est le siége :

---

et Daniele Leclerc *Lausannensibus, forcipe nostrá oculari hic delineata tumorem apprehendimus. Tum attractá paulatim forcipe, et inversá superiori palpebrá, tumorem cultello separatorio ad id aptato commodé separavimus. Posteà albumen ovi aquá rosaceá mixtum imposuimus. Indè collyriis anodinis, et abstersivis et tandem exsiccantibus oculum intra septimanas tres, visu plane illæso, persanavimus. Interim tamen purgationes aliquoties iteravimus, et cucurbitulas cum largiori flamma scapulis et nuchæ admovimus. Defensivum item fronti et temporibus applicuimus.*

Collyrium anodinum. *Rec. mucilag. sem. cydon. plantag. cum aqua rosacea extractæ, lactis muliebris, ana uncias II; camphoræ, croci, ana scrupulum dimidium; misce et applica tepide.*

Collyrium exsiccans. *Rec. aquarum plantag. rosar. ana uncias quatuor, tutiæ præpæratæ, cornu cervi usti et præparat., cerusæ lotæ, ana drachmam unam. Misce, fiat collyrium. Hic monitos velim chirurgos collyria in quæ ingreditur lac, æstate singulis, hieme veró alternis diebus iteranda esse. Acescit enim lac et acre efficitur : hinc dolores, et inflammationes excitat.*

douleurs, qui s'étendent au front et aux tempes, et que le plus léger attouchement suffit pour exaspérer. La tendance aux hémorragies, des points d'ulcération, et le développement d'une substance fongueuse sur le corps même de la tumeur, l'écoulement d'une humeur âcre et ténue, sont encore des symptômes de la même dégénérescence.

L'encanthis n'admet alors qu'un traitement palliatif, à moins qu'on ne veuille tenter l'extirpation de cette tumeur et de toutes les parties contenues dans l'orbite; encore même le succès est-il très-douteux.

Quels que soient le volume et l'étendue des racines de l'encanthis, il faut l'extirper. A cet effet, on le saisit avec des pinces et on l'emporte avec des ciseaux courbes, très-près de sa base. Il n'est pas nécessaire de passer un fil à travers la tumeur, comme le font quelques chirurgiens, pour la soulever et pour détruire ensuite ses racines avec plus de précision; on parvient au même but avec des pinces à disséquer, et l'on épargne au malade la douleur d'une opération d'ailleurs inutile. Toutefois il faut prendre garde, en extirpant un encanthis peu volumineux, de ménager la caroncule autant que possible, de peur de produire un larmoiement incurable.

Après l'opération, on lave l'œil avec de l'eau froide, et on le couvre d'une compresse qu'on assujettit en place à l'aide d'une bande. Cinq, six, ou sept jours après, l'inflammation tombe, et la suppuration s'établit. On touche alors les petites plaies avec le sulfate d'alumine, taillé en guise de crayon, et l'on fait instiller dans l'œil, plusieurs fois par jour, quelques gouttes du collyre vitriolique, dans lequel on a fait dissoudre une petite quantité de mucilage de semences de coing. Si ces moyens ne produisent pas l'effet désiré, si la surface de la plaie devient baveuse et stationnaire, il faut la réprimer avec la pierre infernale, en ayant la précaution de ménager la conjonctive autant que possible, sur-tout si elle a été intéressée dans l'opération. On complète la cure avec le collyre dont j'ai parlé, ou l'on introduit, trois fois par jour, entre le globe de l'œil et l'angle interne des paupières, une pommade composée de tutie en poudre, de bol d'Arménie et de beurre frais. Bidloo vante la poudre de nitrate de chaux simple, ou combinée avec le sulfate d'alumine (*Exercit. anat. chirurgic. decad.* 11).

L'encanthis invétéré et volumineux réclame le même traitement que le précédent. La ligature ne saurait dispenser de l'extirpation, puisque la tumeur, dans l'état où nous la supposons, n'a jamais un pédoncule assez étroit pour se laisser embrasser par un fil. Loin de là, ses racines s'étendent à la caroncule lacrymale, au repli semi - lunaire , à la conjonctive oculaire et presque jusque sur la cornée ; enfin elle jette un ou deux prolongements à la face interne des paupières : de sorte que, lorsque la ligature a déterminé la chute du corps de l'encanthis, il reste encore à extirper ces prolongements, et cette partie de l'opération ne peut être exécutée qu'avec l'instrument tranchant. C'est à tort que les fauteurs de la ligature redoutent l'hémorragie. Nous possédons un grand nombre d'observations d'encanthis traité par l'extirpation, où cet accident ne s'est jamais manifesté ; et moi-même j'en pourrais citer plusieurs qui me sont propres, et qui dissiperaient toutes les craintes (1). Dans le cas déja cité, Fabrice de Hilden, après avoir fait renverser la paupière supérieure, pour rendre le prolongement de l'encanthis plus saillant, saisit la tumeur avec des pinces, disséqua le prolongement qu'elle envoyait sur la membrane interne de la paupière supérieure, et sé-

---

(1) Pellier (*Rec. d'observ. sur les malad. de l'œil*, part. II, obs. 118) rapporte un cas d'extirpation pratiquée, dit-il, par un habile oculiste, et qui fut suivie d'une hémorragie inquiétante ; mais il n'entre dans aucun détail sur la nature, ni sur le manuel de l'opération. Cependant ces développements nous auraient peut-être éclairés sur la cause d'un accident qui n'est pas ordinaire ; car le même auteur ajoute : *J'ai souvent fait cette opération à des excroissances de cette nature, et jamais je n'ai éprouvé un pareil accident.*

para la tumeur de la conjonctive, du repli semi-
lunaire et de la caroncule lacrymale. Cette opération eut le plus heureux succès. Je la propose
comme un modèle à suivre dans le traitement
de la même maladie.

Mais, lorsque la maladie dont il s'agit a deux
prolongements, il faut procéder à l'opération de
la manière suivante : le malade étant assis, un
aide renverse la paupière supérieure, de manière
que l'appendice supérieur fasse saillie au dehors; et, après l'avoir divisé profondément dans
la direction du bord de la paupière, l'opérateur
le saisit, avec des pinces, et le détache, dans toute
sa longueur, de la face interne de la paupière
supérieure, en procédant de l'angle externe de
l'œil vers l'interne, jusqu'à la portion moyenne
de la tumeur. On répète la même opération sur
la paupière inférieure. Puis on soulève le corps
de l'encanthis, avec des pinces ou avec une double érigne, et on l'enlève avec des ciseaux,
en empiétant plus ou moins sur la caroncule
elle-même, suivant le développement et l'ancienneté de la maladie; car, et c'est une chose
importante à savoir, lorsque l'encanthis est parvenu au point où nous le supposons, il n'est
pas toujours en notre pouvoir de ménager assez
la caroncule lacrymale, pour prévenir un larmoiement continuel, après la cicatrisation de la
plaie.

Le traitement consécutif est à-peu-près le même que celui de l'encanthis commençant.

Les lotions avec l'eau de mauve, et les collyres anodins et détersifs sont les topiques les plus convenables, jusqu'à ce que la suppuration soit bien établie. On peut ensuite recourir avec succès aux légers astringents et à la pommade dont nous avons parlé plus haut. En général, les topiques les plus doux sont ceux qui conviennent le mieux dans le premier stade de la suppuration et même après, sur-tout lorsque avec l'encanthis on a emporté une portion considérable de la conjonctive oculaire.

L'observation suivante, que nous empruntons à Marchettis, jettera quelque jour sur ce sujet. *Curavi quemdam canonicum polonum laborantem meliceride magnitudinis jujubæ, quæ a caruncula anguli majoris oculi ad totam pupillam porrigebatur. A multis tentata curatio medicamentis, decoctis licet, collyriis et aliis hujus modi; omnia tamen octo mensium spatio incassum adhibita. Cùm verò me consuluisset, ipsum tumorem evellendum censui; quod cùm reformidaret, spe tamen salutis operationem admisit, quam statim molitus sum, corpore prius expurgato accuratissimè ab aliis medicis. Paravi itaque hamulum, quo ipsam meliceridem perforavi, et manu apprehendi, alterâ vero forcipe eamdem cum folliculo sectione separavi tum a caruncula, tum a tunica adnata, et ipsa pupilla; atque ita totum tumorem eduxi sine ulla offensa ipsius oculi; a quibus statim applicui gossypium imbutum aquâ rosaceâ cum ovi albumine agitatâ et portiunculâ croci, patiente tres dies hoc modo fasciâ vincto; adhibito postmodùm collyrio cum aqua rosarum, et pulvere tutiæ præparatæ; quibus spatio octo dierum omnino convaluit æger, increpante licet meam præceptore meo* ab Aquapendente *audaciam, cùm tamen brevi spatio temporis id præstiterim, quod alii medici non potuerunt perficere; idque præsentibus præclarissimo* Joanne Domino Sala *cum multis studiosis* (1).

---

(1) *Observ. medic. chirurg. Syll. Obs. XXI.*

CHAPITRE XIII.

De l'hypopion.

J'entends, avec tous les chirurgiens, par *hy-popion* un amas d'humeurs glutineuses, jaunâ-tres, semblables à du pus : cet amas se forme dans la chambre antérieure, et même assez souvent dans la chambre postérieure, à la suite d'une ophthalmie grave, mais sur-tout après l'inflammation des parties internes de l'œil. En effet, quoique dans la plupart des cas, l'inflam-mation soit externe, cependant elle intéresse quelquefois simultanément les membranes in-ternes, et notamment là choroïde et l'uvée. Or, si elle ne cède pas promptement aux secours de l'art, la choroïde et l'uvée laissent transsuder une lymphe concrescible qui s'épan-che dans l'intérieur de l'œil, passe à travers la pupille, et se précipite au fond de la chambre antérieure, dont elle occupe le tiers ou la moi-tié de là capacité, et quelquefois la totalité; en sorte qu'elle obscurcit et cache entièrement l'iris et la pupille.

Les gens du monde et les chirurgiens eux-mêmes

désignent la matière de l'épanchement sous le nom
de *pus;* mais il me semble que c'est détourner ce
mot de sa véritable acception, puisque la matière à laquelle ils l'appliquent ne provient ni
d'un abcès, ni d'une ulcération, mais d'une
simple transsudation lymphatique de la face interne de la choroïde et de l'uvée, qui sont affectées d'inflammation. Au reste, il en est de même
de toutes les membranes du corps : ainsi la
dure-mère, la pie-mère, le péricarde, la plèvre,
le péritoine, etc., lorsqu'ils sont gravement enflammés, se couvrent d'une couche de matière
glutineuse, très-analogue à celle qui constitue
l'hypopion. Soutenir qu'il n'existe aucune différence essentielle entre le véritable pus et l'albumine sécrétée par les membranes enflammées,
c'est avouer que le pus peut se former sans abcès et sans ulcération.

Les symptômes qui laissent craindre qu'il ne
se forme un épanchement d'albumine dans l'intérieur de l'œil sont ceux de l'ophthalmie aiguë,
portés à leur plus haut degré d'intensité : l'engorgement excessif des paupières, la rougeur et
la tuméfaction de la conjonctive, comme dans le
chémosis, une chaleur brûlante avec une douleur vive et lancinante dans l'œil, le sourcil et à
la nuque, la fièvre, l'insomnie, l'appréhension
de la lumière la plus faible, la constriction de
la pupille.

Aussitôt que l'hypopion commence à se former, on aperçoit au fond de la chambre antérieure une petite ligne jaunâtre en forme de croissant, qui s'accroît à mesure que l'humeur sécrétée par les membranes internes enflammées traverse la pupille. Cette ligne s'étend par degrés et finit par cacher toute la circonférence de l'iris en commençant par sa partie inférieure. Tant que la période inflammatoire de l'ophthalmie persiste, l'hypopion ne cesse de faire des progrès; mais il s'arrête et se dispose à diminuer dès le commencement de la seconde période.

Cette seule observation suffit pour faire sentir combien il importe d'étouffer l'ophthalmie dans son premier degré, si l'on veut s'opposer aux progrès de l'hypopion. On ne saurait donc trop se hâter de saigner le malade, et même de pratiquer l'excision de la conjonctive dans les cas de *chémosis;* ensuite on a recours aux doux résolutifs, à l'application des vésicatoires à la nuque, aux sachets d'herbes émollientes, et autres moyens du même genre, indiqués au chapitre de l'*Ophthalmie.* Le succès du traitement s'annonce par la diminution de la chaleur et de la fièvre, le retour du sommeil, un sentiment de bien-être, la facilité de mouvoir le globe de l'œil, et l'état stationnaire de l'hypopion. Il n'est pas rare de voir, sur-tout parmi les pauvres, des

malades qui, parvenus à la seconde période de
l'ophthalmie, supportent cet amas de matière
dans la chambre antérieure, avec la plus grande
indifférence, et sans se plaindre d'aucun des
symptômes qui caractérisent le premier degré
de l'ophthalmie. C'est à cette époque, ainsi
que je le disais tout-à-l'heure, que les progrès
de l'hypopion s'arrêtent, et que la matière qui
le forme commence à être absorbée, si toutefois rien ne s'y oppose.

Ceux qui n'ont pas des connaissances bien
précises sur les maladies des yeux, croiront
peut-être que le moyen le plus sûr et le plus
expéditif de combattre l'hypopion devenu stationnaire, est d'inciser la cornée dans sa partie
inférieure, afin de donner une prompte issue à
la matière de l'épanchement. Telle est en effet la
doctrine la plus généralement enseignée dans
les écoles. Mais l'expérience a démontré non-
seulement que cette opération est rarement suivie de succès, mais encore qu'elle peut occasioner des accidents plus fâcheux que l'hypopion lui-même, quelque soin qu'on mette à se
conformer aux préceptes de Richter (1). Ce célèbre chirurgien veut qu'on laisse sortir lentement et presque d'elle - même la matière de

---

(1) *Observ. chirurg. Fasciculus primus, cap. XII.*

l'épanchement, au lieu de lui donner issue tout-à-coup, et d'en favoriser l'écoulement par des pressions et des injections répétées. Mais, quelque petite que soit l'ouverture faite à la cornée, l'expérience a prouvé qu'elle rappelle souvent l'inflammation, et provoque un nouvel épanchement. Ajoutez que, si l'écoulement se fait goutte à goutte, l'évacuation complète est lente à se faire, et, pendant ce temps, les lèvres de la plaie restent écartées, suppurent, s'ulcèrent, et la sortie de la matière de l'hypopion est suivie de celle de l'humeur aqueuse et de la hernie de l'iris. Aussi la section de la cornée n'a-t-elle souvent d'autre résultat que de changer l'hypopion en un ulcère compliqué de la procidence de l'iris, et quelquefois de celle du cristallin lui-même (1). A la vérité, dans quelques cas particuliers, la matière de l'hypopion s'est fait jour avec succès par une crevasse spontanée de la cornée; mais on aurait tort de s'autoriser de ces exemples pour préconiser l'ouverture artificielle de cette membrane: Car l'expérience a démontré qu'il existe une grande différence entre l'ouverture spontanée

---

(1) Richter dit, dans le même endroit : *Aliquando verò cùm operationem hypopii post ophthalmiam vehementem orti instituerem, accidit ut incisá cornea, et elapso humorè aqueo, lens cristallina in cameram oculi anteriorem prolaberetur, et dilatato corneæ vulnusculo eximi ex oculo deberet.*

d'une cavité et l'ouverture artificielle. Celle-ci même est fort différente, suivant qu'elle est pratiquée par un caustique ou par l'instrument tranchant, puisque les symptômes consécutifs sont toujours plus doux dans la première supposition que dans la seconde. L'évacuation spontanée de la matière de l'hypopion est d'ailleurs trop souvent suivie de l'écoulement de l'humeur aqueuse et de la procidence de l'iris, pour qu'on puisse fonder le traitement de la maladie qui nous occupe sur la rupture de la cornée. Je ne connais qu'un seul cas où l'incision de cette membrane soit non-seulement utile, mais nécessaire : c'est lorsque l'épanchement est tellement considérable qu'il distend outre mesure les parties qui le renferment, et que le malade est menacé de perdre l'œil et même la vie, comme je le démontrerai à la fin de ce chapitre; mais c'est un cas particulier duquel on ne peut rien conclure pour le traitement de l'hypopion ordinaire, ou de celui qu'on rencontre le plus communément dans la pratique.

Du reste, s'il est vrai, comme je le crois, que le sang extravasé dans l'œil à la suite d'une contusion, soit absorbé; s'il est vrai que les portions membraneuses de la cataracte capsulaire, poussées avec l'aiguille dans la chambre antérieure, se liquéfient insensiblement et finissent par disparaître ; si les cataractes laiteuses et caséeuses, et le cristallin lui-même dépouillé de sa capsule et refoulé sous le corps vitré, subissent le même sort, pourquoi mettrait-on en doute la puissance de l'absorption à l'égard d'un épanchement lymphatique, lorsque la cause de cet épanchement a cessé d'agir, et que le système absorbant de l'œil a recouvré son énergie ?

Il résulte clairement de ces faits, que tous les efforts de l'art doivent tendre à favoriser la résolution de l'hypopion. Or j'ai déja dit que l'unique moyen d'en arrêter les progrès est de calmer promptement l'inflammation par les antiphlogistiques dans les cas ordinaires, par les astringents et les répercussifs dans l'ophthalmie purulente, n'importe sa nature. Si ce traitement répond aux espérances du médecin, comme c'est l'ordinaire, non-seulement l'hypopion n'augmente plus ; mais, à mesure que l'ophthalmie se dissipe, le système absorbant s'exerce sur la matière de l'épanchement, et l'on voit bientôt disparaître cette ligne blanche ou jaune, figurée comme un croissant, et située dans le fond de la chambre antérieure.

Janin (1) considérait comme un résolutif spéci-

---

(1) Mémoires et observations sur l'œil, sect. IX, p. 405.

fique de l'hypopion, l'infusion de fleurs de mauve appliquée sur l'œil; mais on sait maintenant que tous les topiques émollients, secondés par l'usage des antiphlogistiques généraux, produisent les mêmes effets. L'eau tiède simple a le même avantage. « Une jeune fille, dit le célèbre Nannoni, fut frappée dans l'œil par un épi de blé. Il en résulta une inflammation à la suite de laquelle il se forma un épanchement de pus blanc, qui représentait une demi-lune, derrière la cornée, mais il était impossible de savoir si la matière de cet épanchement existait entre les lames de la cornée, ou dans la chambre antérieure. On me demanda s'il était possible de lui donner issue à la faveur d'une incision. La malade se plaignait de fortes douleurs dans l'œil et dans le front. Je déclarai, en présence de M. Lully et de plusieurs élèves, que ces douleurs n'étaient pas l'effet de la présence du pus, mais de la cause qui l'avait produit. Cette cause était évidemment une inflammation que l'introduction de l'air atmosphérique dans l'intérieur de l'œil n'aurait pas manqué d'aggraver, si l'on eût perforé la cornée. L'événement justifia mon diagnostic : des fomentations d'eau tiède sur l'œil et sur le front ayant calmé l'irritation, le pus disparut. Ces moyens tout simples, qu'ils sont, ont si souvent réussi que je ne saurais trop les recommander.

Telle est l'heureuse issue de l'hypopion, toutes les fois qu'on invoque à temps les ressources
de l'art, et qu'on parvient à calmer l'ophthalmie
dans sa première période. Mais lorsque rien ne
peut en arrêter la marche, soit parce qu'elle
est trop violente, soit parce qu'on a mis trop
de lenteur dans l'administration des moyens
curatifs, il arrive quelquefois que l'albumine
épanchée dans la chambre antérieure de l'œil
est tellement abondante que l'obscurcissement
de la cornée est très-long-temps à se dissiper.
J'ai vu nombre de fois, spécialement parmi les
pauvres, des malades qui, mal traités ou négli-
gents à demander du secours, conservaient l'hypopion long-temps après la terminaison de la
première période de l'ophthalmie, parce que ces
malheureux s'exposaient trop tôt à l'impression
de l'air, sous prétexte qu'il ne leur faisait éprouver
aucune incommodité. Il est évident que, dans
le second degré de l'ophthalmie, la résolution de
l'hypopion ne peut s'obtenir ni par les mêmes
moyens, ni avec la même promptitude que
dans le premier. L'abondance et la consistance
de l'humeur épanchée, l'atonie des vaisseaux de
l'organe malade, tout indique que la nature a
besoin d'un certain temps pour opérer la dissolution de cette humeur, et pour la mettre en
état d'être absorbée avec l'humeur aqueuse qui
se renouvelle sans cesse. Mais l'art doit seconder

la nature en ranimant le ton des vaisseaux de toute espèce qui entrent dans la composition de l'œil : or, pour remplir cette indication, il faut plus ou moins de temps, suivant l'âge et la constitution du malade.

Éloigner tout ce qui pourrait rappeler l'inflammation, ranimer le ton de la conjonctive pour dissiper les restes de l'ophthalmie, exciter l'action des vaisseaux absorbants : telle est la triple tâche que doit s'imposer le médecin. Il commencera d'abord par introduire, entre les paupières et le globe de l'œil, quelques gouttes du collyre vitriolique, tempéré par le mucilage de semences de coing, pour apprécier le degré de sensibilité de l'œil. Si ce moyen produit une trop forte irritation, il sera remplacé par des sachets de fleurs de mauve, saupoudrés de quelques grains de camphre; et, par intervalles, il sera fait usage des vapeurs aromatiques spiritueuses, indiquées au chapitre de l'ophthalmie ; enfin, on renouvellera l'application d'un vésicatoire à la nuque ; et, dès que l'extrême sensibilité de l'œil sera calmée, on reprendra l'usage du collyre vitriolique, d'abord simple, puis animé avec quelques gouttes d'esprit de vin camphré. Si l'on observe attentivement ce qui se passe pendant ce traitement, on verra qu'à mesure que l'ophthalmie chronique se dissipe, et que l'action du système absorbant se réveille, la masse d'albumine qui forme l'hypopion commence par se diviser en plusieurs parties, se délaie, diminue, et finit à la longue par disparaître complètement.

On ne peut pas toujours se promettre le même succès dans le traitement de l'hypopion, lorsque l'épanchement s'est fait en peu de temps, et qu'il est tellement abondant qu'il remplit les deux chambres, les distend et comprime plus ou moins fortement la cornée. Malgré les secours de l'art les mieux appropriés, ce cas est souvent suivi d'accidents plus gráves que l'hypopion lui-même ; je veux parler de l'ulcération, du trouble et de la rupture de la cornée : accidents dont la cause prochaine tient moins à la nature de l'humeur de l'hypopion qu'au degré de pression qu'elle exerce sur la cornée. John Hunter (1), à qui nous devons des observations importantes sur ce point de pathologie chirurgicale, a fort bien remarqué que les substances étrangères introduites dans une partie quelconque du corps humain, bien qu'elles ne soient pas nuisibles par elles-mêmes, tendent toujours à se porter à l'extérieur, et que le même degré de pression qui ne produit aucun effet, lorsqu'il agit de dehors en dedans, détermine l'ulcération de la

---

(1) *A treatise on the blood's inflammation, and gun-shot wounds.*

partie comprimée lorsqu'il s'exerce dans un sens contraire.

Ainsi, lorsque le produit de la sécrétion des glandes de Meibomius s'accumule dans le sac lacrymal, au lieu de forcer le passage par le canal nasal, ce qui serait facile, il détermine l'ulcération du sac; or, nul doute que le même degré de pression appliqué à l'extérieur ne fût insuffisant pour produire le même effet. C'est encore ainsi que la matière contenue dans les sinus frontaux altère les os et les téguments du front, plutôt que de prendre la voie qui lui est naturellement ouverte par le nez; et qu'une balle de plomb, après avoir séjourné plus ou moins long-temps dans le sein des muscles, est poussée doucement à la surface extérieure du corps, et s'ouvre enfin un passage au dehors en ulcérant la peau. C'est, suivant le même procédé, et en vertu des mêmes lois que la matière de l'hypopion se dirige incessamment vers la cornée; et si cette matière est assez abondante pour comprimer cette membrane, le système absorbant excité se tourne contre elle, l'ulcère et la détruit.

L'ulcération de la cornée se fait ordinairement avec tant de célérité, que le chirurgien a rarement le temps nécessaire pour la prévenir.

A peine la rupture de cette membrane est-elle achevée que la surabondance de l'épanchement

s'évacue (1), et le malade se trouve soulagé.
Toutefois ce soulagement n'est pas de longue
durée; car, dans la plupart des cas, la matière
de l'épanchement est promptement suivie de la
hernie de l'iris : cette membrane s'engage à travers l'ouverture de la cornée, et constitue la
maladie connue dans les traités de pathologie,
sous le nom de *procidence de l'iris*, qui fera le
sujet du chapitre suivant.

Quelque fâcheuse que soit la rupture de la
cornée, la violence des symptômes causés par la
distension de l'œil est quelquefois si considérable, que l'art est forcé de prévenir la nature
pour délivrer le malade du danger qui menace
sa vie (2); et il y a d'autant moins à hésiter que

---

(1) C'est pour cela que l'hypopion, parvenu à un très-
haut degré d'intensité, est appelé par la plupart des chirurgiens l'*Empième de l'œil.*

(2) *Mémoires de l'académie de Chirurg.* Vol. XIII, in-12 ,
pag. 279.

« Je passai quelques jours dans une ville de guerre, où deux
sœurs, demoiselles de condition, eurent en même temps la
petite vérole à l'âge de vingt à vingt-quatre ans : la matière
varioleuse avait porté sur les yeux : les pustules étaient des-
séchées sur tout le corps, et l'on n'aurait eu aucun doute sur
l'heureuse terminaison de la maladie, si les yeux n'eussent
pas été affectés. Leur tuméfaction causait de la fièvre , de
violentes douleurs , accompagnées de chaleur et de pulsation.
Appelé en consultation avec plusieurs maîtres en chirurgie

l'œil est presque toujours perdu sans ressource.

Les douleurs que le malade éprouve dans cet organe et dans toute la tête sont si vives, qu'elles produisent souvent le délire, et font craindre une affection semblable des parties situées dans l'intérieur du crâne.

Si, après avoir évacué la matière de l'épanchement, il restait quelque espoir de rétablir la transparence de la cornée et l'action des autres parties de l'œil, il serait certainement très-prudent de diviser cette membrane vers sa partie inférieure, comme dans l'opération de la cataracte par extraction. Mais comment espérer que, dans une maladie où la cornée est opaque dans toute son étendue et paraît sur le point de tomber en putrilage, comment, dis-je, espérer qu'elle

---

de la ville, et deux ou trois chirurgiens-majors de la garnison, je proposai l'ouverture des yeux pour sauver la vie. Mon avis ne fut point goûté : j'eus beau représenter que ces organes étaient perdus sans ressource ; la plus forte objection qu'on m'opposa, fut qu'on n'avait jamais ouï parler d'une telle opération. Un médecin surtout trouva fort étrange que j'eusse proposé de crever les yeux ; mais la mort très-prompte de l'une de ces demoiselles donna quelques regrets aux parents d'avoir cédé à l'avis le plus nombreux. L'autre sœur eut le bonheur de réchapper par la bienfaisance de la nature. Il se fit une ouverture spontanée par laquelle le pus formé entre les tuniques de l'œil s'évacua. Ses yeux conservèrent la forme globuleuse, et leur volume naturel ; mais elle est restée aveugle, après avoir couru les plus grands risques de perdre la vie. »

ques sangsues dans les angles des yeux, et une potion purgative. Ces moyens suffirent pour calmer la période inflammatoire, et cependant il se fit dans la chambre antérieure un épanchement d'albumine qui remplissait le tiers de cette cavité.

Les lotions d'eau de mauve, l'application des herbes émollientes bouillies dans le lait, la diète et l'émétique en lavage produisirent un si bon effet, que, le onzième jour, la malade pouvait supporter une lumière modérée.

Pendant que j'insistais sur l'application des topiques émollients, l'hypopion commença à diminuer et disparut complètement dans l'espace de quinze jours. Je crus alors qu'il convenait d'augmenter l'énergie des remèdes locaux en ajoutant aux cataplasmes quelques grains de camphre. En effet, en moins d'une semaine, il n'y eut plus de rougeur de la conjonctive, ni de tache derrière la cornée.

Quarante-troisième observation.

Magdelaine Bignani, jardinière, âgée de 40 ans, d'une constitution grêle, avait une ophthalmie très-grave de l'œil gauche. Malgré plusieurs saignées, il se forma dans la chambre antérieure un hypopion qui faisait paraître la cornée presque entièrement opaque. La malade entra à l'hôpital, le septième jour, depuis l'invasion de la maladie; elle se plaignait principalement de douleurs vives et lancinantes dans l'œil et dans la tempe du même côté.

Je lui fis appliquer des sangsues aux angles des paupières, et je la purgeai doucement avec deux gros de crême de tartre soluble et un grain de tartre stibié dans une livre de décoction de racine de chiendent; l'œil fut couvert d'un cataplasme de mie de pain et de lait avec un peu de safran. En quatre jours, la période inflammatoire cessa, et avec elle les douleurs de l'œil et de la tempe; mais l'hypopion était toujours au même point.

Je me contentai de prescrire des aliments faciles à digérer, et l'application des cataplasmes de mauve, avec la recommandation de les renouveler à mesure qu'ils se refroidiraient. Pendant l'usage de ces moyens, l'hypopion commença à diminuer; et, dix-huit jours après, à compter de la terminaison de la période inflammatoire de l'ophthalmie, la pupille paraissait à découvert.

Cependant il restait encore un peu d'albumine dans le fond de la chambre antérieure, et un peu de rougeur de la conjonctive, dépendant de l'atonie de cette membrane. Je fis ajouter aux cataplasmes de mauve quelques grains de camphre pour ranimer l'action des vaisseaux absorbants, et pour rendre à l'œil sa transparence : l'amélioration fut sensible, au bout de treize jours. L'hypopion ayant disparu, la malade fit usage avec succès d'un collyre composé d'acétate de plomb, d'eau de plantain et de mucilage de semences de coing, conseillé dans la vue de fortifier la conjonctive et ses vaisseaux.

Quarante-quatrième observation.

Une paysanne robuste, âgée de 20 ans, fut frappée dans l'œil droit par un morceau de bois qui détermina successivement une inflammation très-intense, et un hypopion qui occupait la moitié de la chambre antérieure. Il existait en outre au côté externe et inférieur de la cornée, et très-probablement dans le lieu frappé, un petit ulcère grisâtre, profond, dont la circonférence égalait celle d'un grain de millet; enfin la conjonctive était rouge et gonflée. La malade entra à l'hôpital, cinq jours après son accident.

Je la fis saigner abondamment du bras et du pied; je la purgeai plusieurs fois avec la crême de tartre soluble, et le tartrite antimonié de potasse, dissous dans une décoction de chiendent, et je couvris les paupières d'un cataplasme de mie de pain, de lait et de safran.

Quatre jours après, la période inflammatoire de l'ophthalmie pouvait être considérée comme terminée, si l'on en excepte quelques picotements passagers dont la malade se plaignait encore.

Le sixième jour, elle me parut plus tranquille qu'à l'ordinaire : en effet, l'hypopion était considérablement diminué, et j'aperçus une goutelette du fluide qui le constitue, sur le point de sortir par l'ulcère de la cornée. Je me gardai d'exercer la moindre pression sur le globe de l'œil, de peur d'occasionner la procidence de l'iris en voulant déterminer la sortie de la matière de l'épanchement. Je continuai donc les cataplasmes émollients jusqu'à l'évacuation complète de cette matière, qui se fit dans l'espace de sept jours. Alors je touchai le petit ulcère avec la pierre infernale, de manière à produire une escarre profonde et très - adhérente. L'intensité de la douleur qu'éprouva la malade, et la rougeur subite qui s'empara de la conjonctive, me firent craindre le retour de la première période de l'inflammation ; mais les douches de lait tiède, les topiques émollients, une émulsion avec le laudanum liquide tous les soirs, ramenèrent un calme parfait. L'escarre se maintint en place pendant quatre jours consécutifs ; elle tomba le cinquième, et je touchai de nouveau l'ulcère avec le même caustique : les accidents déterminés par cette seconde opération furent moindres que ceux de la première. A la chute de la

seconde escarre, le fond de l'ulcère parut couvert
de granulations, et dans un état voisin de la cicatrisation. Le collyre vitriolique, continué pendant quinze jours, termina la guérison (1).

Quarante-cinquième observation.

Mauro Spagnoli , paysan, âgé de 6o ans ,
entra à l'hôpital le 20 mars 1793. Il était affecté
d'un hypopion à l'œil gauche, qui, au rapport
du malade, existait depuis trois semaines, et
s'était manifesté à la suite d'une ophthalmie
violente heureusement traitée par les saignées
et les autres anti-phlogistiques. Il n'éprouvait
d'ailleurs aucune douleur remarquable dans
l'œil, et bravait sans répugnance une lumière

---

(1) Je pourrais extraire de mes journaux un grand nombre
d'observations analogues aux précédentes, si je le croyais
nécessaire à l'intelligence de la méthode curative que je viens
d'exposer. Je me contenterai de faire observer qu'il est rare,
dans les hôpitaux, de voir l'hypopion pendant la période
inflammatoire de l'ophthalmie, parce que les habitants de
la campagne et les gens du peuple sont dans l'habitude
de se faire saigner abondamment et fréquemment dans les
inflammations des yeux, ce qui leur réussit souvent. Mais
lorsqu'après la cessation des symptômes inflammatoires, il se
fait dans l'intérieur de l'œil un épanchement d'albumine
qui trouble la transparence de la cornée, alors ils se décident
à entrer à l'hôpital.

modérée. La conjonctive était rouge, mais cette rougeur provenait de l'atonie de ses vaisseaux.

L'âge du malade, le peu de sensibilité de l'œil et l'état stationnaire de l'hypopion, tout démontrait la nécessité de réveiller l'activité du système lymphatique, et de fortifier les vaisseaux de la conjonctive, pour hâter l'absorption de la matière épanchée dans la chambre antérieure. Ainsi, loin d'employer les anti-phlogistiques, comme dans les cas précédents, je prescrivis au malade des aliments nourrissants proportionnés aux forces de son estomac, et une décoction de quinquina, à la dose de trois onces, trois fois par jour. Je fis instiller, toutes les deux heures, quelques gouttes du collyre vitriolique dans l'œil, et je fis poser un vésicatoire à la nuque. En huit jours, l'hypopion diminua de moitié, et la conjonctive perdit ce rouge-brun qu'elle avait dans le principe. Enfin J'augmentai l'énergie du collyre vitriolique par l'addition de quelques gouttes d'esprit-de-vin camphré; et dix jours après il n'y avait plus vestige d'hypopion, ni de phlegmasie.

Quarante-sixième observation.

Jean Nuvola, âgé de quarante-cinq ans, d'une constitution faible, maladive, travaillant dans les rizières, fut frappé dans l'œil droit par un

épi de riz, avec tant de force, qu'il se manifesta,
le jour même de l'accident, une ophthalmie très-
douloureuse; peu de jours après, on vit dans
la chambre antérieure un épanchement de matière qui remplissait le tiers de sa capacité. Ce
malade fut largement saigné, purgé, et fit assi-
dument des lotions sur l'œil avec une infusion
de fleurs de sureau et de feuilles de mauve.

Le septième jour, la première période de
l'ophthalmie fit place à la seconde, mais l'hypopion restait toujours dans le même état : l'œil
affecté ne présentant aucun symptôme important, il était couvert seulement d'une simple
compresse destinée à le défendre de l'impression de l'air et de la lumière.

Le malade sortait et se livrait encore un peu
à ses travaux ordinaires; mais, quinze jours
après la terminaison de la période inflammatoire,
voyant que la transparence de la cornée ne re-
venait pas, il se décida à entrer à l'hôpital.

Une inflammation chronique occupait la conjonctive, et la cornée était opaque et légèrement
excoriée dans deux points, comme si l'on eût enlevé l'épiderme.

Pour remplir la double indication présentée
par la faiblesse générale et locale, je prescrivis
des aliments toniques et nourrissants et l'usage
intérieur du quinquina; je conseillai en même
temps le collyre vitriolique, que le malade ne put

supporter qu'un peu chaud. En peu de jours, les vaisseaux de la conjonctive reprirent du ton, et l'ophthalmie chronique disparut; l'hypopion diminua promptement; et, quinze jours après, la cornée ayant recouvré sa transparence naturelle, la guérison fut consolidée par la pommade de Janin. Nuvola sortit de l'hôpital parfaitement guéri.

Quarante-septième observation.

Philippe Saletta, meunier à Calignano, âgé de cinquante-six ans, entra à l'hôpital, le 26 décembre 1794. Il portait un hypopion qui remplissait les deux tiers de la chambre antérieure de l'œil droit; les vaisseaux de la conjonctive étaient dilatés et variqueux, les paupières chassieuses, et l'on apercevait des excoriations superficielles sur quelques points de la cornée. Néanmoins la douleur était modérée, et le malade bravait franchement la lumière.

Il me rapporta qu'au début de sa maladie, qui datait d'un mois, il s'était assez bien trouvé d'une saignée; mais depuis lors le mal était toujours au même point, malgré des fomentations soutenues d'eau de mauve.

Je prescrivis à ce malade six gros de quinquina, divisés en trois doses, et le mis à l'usage d'une nourriture animale et fortifiante; puis je recommandai d'injecter, toutes les deux heures, dans l'œil affecté, quelques gouttes du collyre vitriolique : sulfate de zinc, cinq grains ; eau distillée de plantain, quatre onces ; mucilage de semences de coing, demi-once. L'œil étant peu sensible à l'action stimulante de ce moyen, j'ajoutai un peu d'esprit de vin camphré. En dix-huit jours, l'hypopion et l'ophthalmie chronique se dissipèrent. L'usage de la pommade de Janin (1), continué pendant douze jours, matin et soir, suffit pour donner du ton aux parties affectées, et pour suspendre la sécrétion de la chassie.

FIN DU PREMIER VOLUME.

---

(1) J'avertis encore les jeunes praticiens de n'employer cette pommade, dans le principe, qu'en la mêlant avec une quantité de graisse plus considérable que celle qui est indiquée dans la formule : autrement elle est tellement irritante, qu'elle fait plus de mal que de bien.

TABLE DES MATIÈRES

CONTENUES DANS CE VOLUME.